Foot Disease Q&A for physical therapists

理学療法士のための
足病変知識
Q&A

医歯薬出版株式会社

編集：田中里佳・寺門厚彦・岩下航大・梅澤慎吾・榊 聡子・松本純一

This book is originally published in Japanese
under the title of :

RIGAKURYOUHOUSHI NO TAMENO
ASHIBYOUHEN CHISHIKI Q&A

(Foot Disease Q&A for physical therapists)

Editors :

TANAKA Rica et al.

TANAKA Rica
   M.D.PhD
   Director of Juntendo Hospital Center of Podiatry
   Professor of Juntendo University School of Medicine Department of Plastic and
   Reconstructive Surgery
   Chairman and Professor of Juntendo University Graduate School of Medicine Division of
   Regenerative Therapy

© 2022   1st ed.

ISHIYAKU PUBLISHERS, INC.
   7-10, Honkomagome 1 chome, Bunkyo-ku,
   Tokyo 113-8612, Japan

序

　欧米では 100 年前から足病医が存在し，足病医療が通常医療の中に普通に存在しています．しかし日本では足の診療を専門にする学問である足病学（Podiatry）がなく，その診療を専門にする足病医（Podiatrist）という国家資格が欧米のように存在しません．欧米では歯に異常があれば歯科医を受診し，足に異常があれば足病医を受診するのが一般的です．一方，日本においては，「足が痛い」と感じたとしても，原因がわからない段階でどの診療科を受診すればよいか，患者自身で考え受診先を選択しなければなりません．これらのことが原因で，足の症状を放置する患者が多く存在することが想像されます．足病を放置することで下肢切断に至ってしまうことも珍しくありません．

　欧米の足病・足外科認定医の診療では，足のイボ，ガングリオン，シャルコー足，モートン病，外反母趾，靴のトラブル，足根管症候群，中足骨骨頭痛，足底腱膜炎，足底線維腫，水虫，内反小趾，糖尿病性足潰瘍，虚血下肢など多彩な疾患を取り扱いますが，これらの疾患の中で最も下肢切断に至る可能性の高いものが糖尿病性足潰瘍と下肢の循環障害に起因する疾患です．本書を読むことで，下肢切断を余儀なくされる疾患を中心に理解を深めてもらい，下肢を温存して歩行を維持できる患者を一人でも多く増やしていただきたいと思っています．身近で患者に接する理学療法士がこれらの疾患に対する知識を深くもつことで，日ごろの診療の中で一つでも多くの気づきがあり，患者に寄り添う医療を実践していただきたいです．

　本書では，足の診療に携わる形成外科，整形外科，リハビリテーション科，外科，血管外科，循環器内科，皮膚科の医師，理学療法士，義肢装具士，看護師などの多くの医療従事者の先生方に執筆いただいています．足病の診療はチーム医療や横断的な診療が必要不可欠です．多くの先生方に執筆いただくことで，本書を通してチーム医療の重要性を実感してもらいたいと思いました．一人でも多くの理学療法士がチームの一員となり，下肢救済・足病診療に積極的にかかわってもらえるよう心より願っています．本書がそのきっかけとなりましたら幸いです．

2022 年 2 月吉日

編者を代表して

田中　里佳

理学療法士のための
足病変知識 Q&A

III. 理学療法士がどのように関わるか

IV．大切断と義足処方

執筆者一覧

●編者

田中　里佳（たなか　りか）　順天堂大学医学部形成外科学講座，順天堂大学大学院医学研究科再生医学，順天堂医院足の疾患センター

寺門　厚彦（てらかど　あつひこ）　順天堂大学医学部リハビリテーション医学

岩下　航大（いわした　こうだい）　鉄道弘済会 義肢装具サポートセンター

梅澤　慎吾（うめざわ　しんご）　鉄道弘済会 義肢装具サポートセンター

榊　聡子（さかき　さとこ）　IMS グループ 春日部中央総合病院リハビリテーション科

松本　純一（まつもと　じゅんいち）　TOWN 訪問診療所板橋

●執筆者（執筆順）

北野　育郎（きたの　いくろう）　慈恵会 新須磨病院外科

宇都宮　誠（うつのみや　まこと）　TOWN 訪問診療所城南院

岡井　巌（おかい　いわお）　順天堂大学医学部循環器内科学講座

仲間　達也（なかま　たつや）　東京ベイ・浦安市川医療センター循環器内科

藤井　美樹（ふじい　みき）　順天堂大学大学院医学研究科再生医学／医学部形成外科講座

華藤　芳輝（かとう　よしてる）　順天堂大学医学部循環器内科学講座

竹内　一馬（たけうち　かずま）　たけうち六本松 足と心臓血管クリニック

苅部　綾香（かりべ　あやか）　順天堂大学医学部形成外科学講座

辻　依子（つじ　よりこ）　神戸大学大学院医学研究科形成外科学分野足病医学部門

橘　優子（たちばな　ゆうこ）　順天堂大学医学部附属順天堂医院足の疾患センター

田中　里佳（たなか　りか）　順天堂大学医学部形成外科学講座，順天堂大学大学院医学研究科再生医学，順天堂医院足の疾患センター

長崎　和仁（ながさき　かずひと）　下北沢病院血管外科

尾原　秀明（おばら　ひであき）　慶應義塾大学外科

綾部　忍（あやべ　しのぶ）　八尾徳洲会総合病院形成外科

菊池　恭太（きくち　きょうた）　下北沢病院整形外科・足病総合センター

木村　中（きむら　なか）　函館厚生院 函館中央病院形成外科

松原健太郎（まつばらけんたろう）　慶應義塾大学外科

松本　健吾（まつもと　けんご）　敬和会 大分岡病院創傷ケアセンター，旭川医科大学心大血管外科学講座

古川　雅英（ふるかわ　まさひで）　敬和会 大分岡病院創傷ケアセンター

菊池　守（きくち　まもる）　下北沢病院

福田　太郎（ふくた　たろう）　順天堂大学医学部形成外科学講座

石川　昌一（いしかわ　しょういち）　埼玉医科大学形成外科・美容外科

佐藤　智也（さとう　ともや）　埼玉医科大学医学部形成外科・美容外科

寺部　雄太（てらべ　ゆうた）　IMS グループ 春日部中央総合病院下肢救済センター

小川　尊資（おがわ　たかすけ）　順天堂大学医学部皮膚科学講座，順天堂医院足の疾患センター

榊　聡子（さかき　さとこ）　IMS グループ 春日部中央総合病院リハビリテーション科

松本　純一（まつもと　じゅんいち）　TOWN 訪問診療所板橋

名和　大輔（なわ　だいすけ）　日本フットケアサービス株式会社

武田　直人（たけだ　なおと）　下北沢病院リハビリテーション科

大塚未来子（おおつかみきこ）　敬和会 大分岡病院総合リハビリテーション課

寺門　厚彦（てらかど　あつひこ）　順天堂大学医学部リハビリテーション医学

仁科　泰助（にしな　たいすけ）　鉄道弘済会 義肢装具サポートセンター

梅澤　慎吾（うめざわ　しんご）　鉄道弘済会 義肢装具サポートセンター

大野　祐介（おおの　ゆうすけ）　鉄道弘済会 義肢装具サポートセンター

岩下　航大（いわした　こうだい）　鉄道弘済会 義肢装具サポートセンター

I. 足の循環障害の基礎知識

Q1

足の循環障害とは何ですか

　足の循環障害には，動脈閉塞や静脈不全といった血管の障害と，リンパ浮腫などのリンパ液の還流障害があります．

　血管のうち，動脈に狭窄や閉塞があると，足先に十分な血流が供給されないために，組織内の酸素や栄養が不足し，さまざまな虚血症状が現れます．また，この動脈閉塞は急性動脈閉塞と慢性動脈閉塞の2つに大きく分類されます．急性動脈閉塞では，典型的な症状として 1. Pain（疼痛），2. Pulseless（脈拍消失），3. Pallor（皮膚蒼白化），4. Paresthesia（知覚異常），5. Paralysis（麻痺）の「5つのP」が出現し，緊急の血行再建が必要となります．一方，慢性動脈疾患の代表としては，ASO（arteriosclerosis obliterans, 閉塞性動脈硬化症）と Buerger 病（閉塞性血栓性血管炎）の2つがあります．高齢化や，生活習慣病の増加により，ASOは圧倒的に増えてきている一方，Buerger 病は減少しています．このため，現在では PAD（peripheral arterial disease, 末梢動脈疾患）は ASO を示すことが多くなっています（Q4 参照）．慢性動脈疾患の臨床症状は，下肢の冷感で始まり，歩行時に下肢の虚血により痛みが出る間歇性跛行，ついで安静時疼痛，最後に潰瘍・壊死と重症化していくといわれていますが，実際には下肢の壊疽で気づくこともよくあります【図1】．とくに，糖尿病を合併した ASO の患者では，神経障害を併発していることが多く，なかなか虚血症状に気づかず，発見が遅れることがあります．また，高齢者や透析患者などあまり歩行しない方でも発見が遅れ，下肢虚血が重症化してから受診することが多いのが問題となっています．

　一方，静脈に問題があるとどのような症状がみられるでしょうか．静脈は動脈と違って，足から心臓に向かって血液が流れています．重力に逆らって血液が流れるためには静脈弁が必要で，これによって下から上へ一方通行に血液が流れます．また，下腿の筋肉（腓腹筋）がポンプの役割をしているため，長時間じっと立位で仕事をしている方などでは，この静脈弁が働かなくなり，静脈に逆流が起こります．静脈には表在静脈と深部静脈がありますが，表在静脈に逆流が起こり，血管がこぶのように皮膚の上に浮いてくるのが下肢静脈瘤という病気です．静脈不全では，下肢がだるいとかむくむ，よくこむら返りをするなどのうっ滞症状が起こります．さらに静脈うっ滞がひどくなると，下腿部に色素沈着や潰瘍が生じます【図2】．一方，深部静脈に血流障害があると，静脈血栓を引き起こすことがあります．この深部静脈にできた血栓が，心臓に戻って肺動脈に詰まるのが肺梗塞という病気で，一般的にエコノミー症候群と呼ばれ，突然死の原因となっています．

　下肢のむくみの要因として，もう一つ忘れていけないのがリンパ浮腫です．これは腹部の手術後や肥満，長時間の座位などで起こるリンパ液の還流異常が原因です．静脈不全によるむくみか，リンパ浮腫によるものかの鑑別には，一般的には血管超音波検査が必要になります．このように足の循環障害にはさまざまな原因がありますが，動脈閉塞では足は冷たく，筋肉は萎縮し，足趾の毛が生えていないなどの特徴があり，足部の脈拍を触診します．一

| 図1 | 動脈閉塞による潰瘍，壊死 |

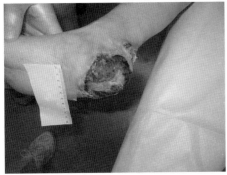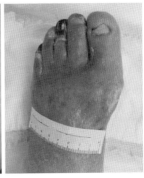

| 図2 | 静脈うっ滞性潰瘍 |

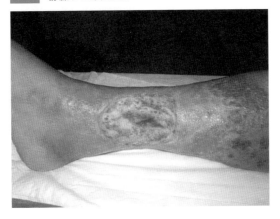

方，静脈やリンパ液の還流異常では，むくみやだるさを訴えることが多く，これも症状や視触診からある程度は鑑別できます．

北野育郎　慈恵会 新須磨病院外科

A

循環障害には動脈性・静脈性の血管の障害と，リンパ浮腫などのリンパ液の還流障害があり，それぞれ症状や治療法が異なります．

どのような患者が循環障害になりますか

　動脈の循環障害は，その病態によって急性動脈閉塞と慢性動脈閉塞に分けられます．また，急性動脈閉塞の原因には，血栓症と塞栓症があります．血栓症とは，動脈硬化などで狭くなった病変部が突然に閉塞してしまう病態で，年齢や喫煙のほか，糖尿病・高血圧などの生活習慣病が関連します．一方，塞栓症は動脈硬化のない患者でも起こります．心房細動などの不整脈をもつ患者は，心臓内（左房内）に血栓ができることがあります．この血栓が心臓からの血流に乗って，脳血管に達すると脳梗塞を引き起こします．また，血栓が大動脈から下肢への動脈に流れると，下肢の急性動脈閉塞（塞栓症）を引き起こします．このため，心房細動をもつ患者では，ワーファリンなどの抗凝固剤の内服が必要になります．つぎに，慢性動脈閉塞には，ASO と Buerger 病があります．Buerger 病は，喫煙歴のある中年の男性に多い病気で，いわゆる血管の炎症により動脈が閉塞しますが，詳しい原因は不明です．わが国では近年急激に患者数が減少しており，歯周病との関連も疑われています．一方のASO は増加しており，CLTI（chronic limb threatening ischemia，包括的高度慢性下肢虚血）の原因として最も重要な疾患となっています．ASO は，一般的には女性に比べて男性のほうが多いと報告されています．また，年齢が高くなることで動脈硬化は進み，慢性動脈閉塞が発症しやすくなります．その他，糖尿病や高血圧，高脂血症は大きなリスクファクターで，動脈硬化の原因となります．喫煙も血管の内皮細胞を障害することで，動脈硬化を早めます．もう一つ忘れてはいけないのは，慢性腎不全で維持透析を行っている患者で，ASO が重症化してから気づくことが多いのが実情です．下肢の血管は腸骨動脈，大腿動脈から下腿動脈へと分岐しています．高血圧が原因の場合には，三領域にわたって閉塞することが多く，高脂血症や喫煙では，腸骨〜大腿動脈領域に病変が多いと報告されています．一方，糖尿病や腎不全の患者では，膝下の下腿領域の閉塞が多いのが特徴で，とくに糖尿病性腎症の患者では，病変部位の血管に，高度な石灰化が生じていることが多いのが特徴です【図】．慢性動脈閉塞の患者が，将来下腿切断につながるような CLTI になるリスクファクターとして，糖尿病は 4 倍，喫煙は 3 倍，高脂血症や 65 歳以上の高齢者で 2 倍の影響があるとされています[1]．動脈硬化は下肢の血管にだけ起こるのではなく，全身の血管に起こります．このため慢性動脈閉塞の患者は，狭心症や心筋梗塞などの冠動脈疾患，脳梗塞などの脳動脈疾患をしばしば合併していることがあり，注意が必要です[1]．

　足先にチアノーゼをきたす特殊な病気として，blue toe syndrome があります．これはコレステリン塞栓症ともいわれ，足趾の微小血管がコレステリン結晶によって詰まっていく病気です．胸部〜腹部の大動脈の内腔に動脈硬化性の粥状物が詰まり，何かのきっかけではがれ，足先まで流れていくというものです．抗凝固剤の内服が原因であったり，カテーテル治療後に発症したりすることがあると報告されていますが，特発性のことも少なくありません．足部の脈拍が触知できるのに，趾先からチアノーゼが進み，潰瘍壊死になることも多

| 図 | メンケベルグ型動脈硬化による石灰化のため，動脈が単純エックス線で描出される |

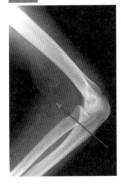
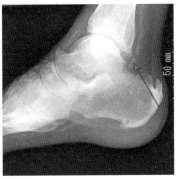

く，治療に難渋します．

　静脈の循環障害は，表在静脈の逆流と，深部静脈の逆流や閉塞が問題になります．静脈では，重力に逆らって足から心臓に血液が流れています．表在静脈（大伏在静脈，小伏在静脈）から深部静脈に血液が流れ込み，下大静脈を通って心臓に還流しています．一方通行に血液が流れ，逆流しないように静脈弁が働いており，下腿の腓腹筋がポンプになって血液を送っています．このため足は第2の心臓といわれています．下肢の運動を行わずに長時間立つ仕事に従事されている方（例；調理師，美容師など）では，この静脈弁が痛んで，立位にて逆流が起こります．これが下肢の静脈瘤で，夕方になると足がむくむとか，だるいといった症状が出てきます．また，肥満の方や長時間の座位姿勢をとる方は，股関節以下で血流が停滞してしまい，やはり浮腫が起こります．こういった静脈うっ滞に対しては，下肢の挙上やマッサージ，弾性包帯，弾性ストッキングなどが推奨されます．一方，深部静脈に血流が停滞すると深部静脈血栓症を引き起こします．高齢者の脱水なども原因になりますが，手術や妊娠・出産の後に起こることもあります．深部静脈の血栓が心臓から肺動脈に詰まると肺塞栓症（肺梗塞）となり，命に関わります．このため，手術時は弾性ストッキングを着用し，術後も血栓予防の運動が必要になります．深部静脈血栓症は，肺梗塞という重大な合併症の危険があり，場合によっては抗凝固剤を内服します．

文献
1）日本脈管学会（編）：下肢閉塞性動脈硬化症の診断・治療指針II．pp50-67，メディカルトリビューン，2007．

北野育郎　慈恵会 新須磨病院外科

A

　動脈，静脈の循環障害にはさまざまな原因があり，生活習慣病の増加とともに動脈硬化性病変が増えています．

Q3 糖尿病足病変と循環障害との関係を教えてください

　糖尿病足病変には，神経障害からくる足の変形や皮膚病変と，ASO を原因とする下肢虚血，そしてそれらが併存しているものがあります．ASO を原因として下肢の潰瘍・壊疽に至る状態を CLTI と呼ぶこともあります．

　下肢の ASO には Fontaine 分類と Rutherford 分類という重症度分類があり，Fontaine 分類での I 度は無症状もしくは冷感，しびれ，II 度は間歇性跛行，III 度は安静時疼痛，IV 度は潰瘍・壊疽です．Fontaine 分類の III 度と IV 度が CLTI となります．糖尿病は ASO の最も重要なリスク因子であり，非糖尿病患者と比較すると，糖尿病患者は 3 ～ 4 倍もハイリスクとなります．喫煙，腎機能障害も同様であり，併存することでよりリスクが高まります．

　糖尿病患者における ASO の進展にはいくつかの特徴があります．非糖尿病患者と比べると相対的に若年者に発症しやすく，より末梢の動脈が障害されやすくなります．また，病理学的には石灰化を伴った動脈硬化の変化をとることも特徴的です．膝下，とくに足関節以下の動脈に狭窄・閉塞病変が生じ，石灰化を伴った病変となるとカテーテル治療ならびにバイパス術が難しくなる場合もあります．

　また，神経障害を併発することにより痛みの自覚が乏しい場合があるため，間歇性跛行の自覚がなく CLTI の状態で受診したり，小さな傷ができていてもあまり重症と考えずに経過をみてしまい，感染を伴い大きな傷になってやっと受診したりすることもあるため，普段から足を丁寧に見るという意識を共有することが大切となります．わが国の研究で Takahara ら[1] は CLTI 患者の約半数に間歇性跛行の自覚がなかったことを報告しています【図1】．

| 図1 | CLTI 患者と間歇性跛行（IC）既往の関係 |

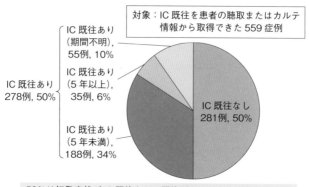

（Takahara M, et al. 2015[1] より一部改変）

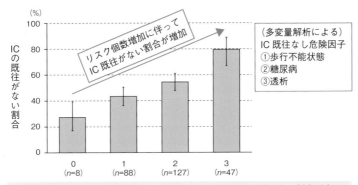

図2　間歇性跛行（IC）既往なく CLTI に至る患者像

リスク個数増加に伴って
IC 既往がない割合が増加

（多変量解析による）
IC 既往なし危険因子
①歩行不能状態
②糖尿病
③透析

上記危険因子をもつ患者は，CLTI を発症する前に IC の症状がない割合が多い．
つまり予兆なく CLTI を生じることになる．無症候の PAD であっても注意深い観
察が必要である．

（Takahara M, et al. 2015 [1] より一部改変）

そして跛行症状がなく CLTI へ至ってしまうリスク因子として糖尿病，血液透析，歩行不
能状態を挙げています【図2】．つまり糖尿病患者，そのなかでも腎不全を合併し透析を受
けている方はとくに，自覚症状がない状態からある日いきなり下肢の壊疽に至るリスクが高
い患者群ということになります．そのような方においては，たとえ自覚症状がなかったとし
ても虚血の評価を行い，フットケアを指導していく必要があります．また，ASO のハイリ
スク患者は冠動脈疾患や脳血管疾患のハイリスク患者でもあるため，全身の動脈硬化性疾患
にも注意を払う必要があります．

文献
1) Takahara M, et al. : Absence of Preceding Intermittent Claudication and its Associated Clinical
Freatures in Patients with Critical Limb Ischemia. *J Atheroscler Thromb*；**22**：718-725, 2015.

Ⅰ─足の循環障害の基礎知識

宇都宮　誠　TOWN 訪問診療所城南院

A

糖尿病足病変には神経障害によるもの，血行障害によるもの，またそ
の両方の合併があります．合併した場合には，予兆となる自覚症状な
く CLTI へ至るリスクもあるため，より注意深い観察が必要です．

Q4

PAD と ASO の違いについて教えてください

PAD と ASO の定義

　PAD（peripheral arterial disease，末梢動脈疾患）とは，わが国のガイドラインでは冠動脈以外のすべての末梢動脈（頸動脈，大動脈，腹部内臓動脈，腎動脈，四肢動脈）の血管閉塞性疾患と定義されています．動脈の器質的異常，機能的異常，周囲組織異常などのさまざまな病態による多くの疾患が原因となります．それらすべてを含めて広い概念で PAD と表現されます[1]．

　ASO（arteriosclerosis obliterans，閉塞性動脈硬化症）とは，動脈硬化病変による四肢の血管閉塞性疾患のことを指します．通常は高齢者，喫煙者，糖尿病患者など動脈硬化のリスクファクターをもつ患者に多く合併します．PAD の原因として最も多く重要な疾患が ASO です【図】．

　ただし，ガイドラインによってPAD の表現が多少異なっている点に注意が必要です．例えば，2011 年のACCF/AHA ガイドラインに含まれている大動脈疾患，大動脈瘤，急性動脈閉塞は 2011 年の ESC ガイドラインには含まれていません．欧米諸国の複数の学会で作成された TASC II ガイドラインでは ASO と急性動脈閉塞のみを扱っており，PAD を ASO の同意語として用いています[2]．

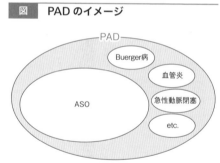

図　PAD のイメージ

PAD に含まれる最も重要な疾患：下肢 ASO

　PAD の原因となるおもな疾患を病態ごとに【表】に示しました．さまざまな疾患がありますが，なかでも圧倒的に多い疾患は ASO です．高齢化社会や食生活を含めた生活習慣の変化に伴い増加し，PAD の原因の 9 割以上を占めています．また，ASO は全身に動脈硬化を合併していることが多く，将来の心血管イベントを高率に発症し，患者の予後に重要な影響を及ぼします．

　通常，PAD 患者を ABI（ankle brachial pressure index，足関節上腕血圧比）0.9 以下もしくは血管インターベンションの既往と規定しています．その PAD 患者の約半数は虚血性心疾患，約 3 割は脳血管障害を合併しているといわれています[3]．間歇性跛行を有する PAD 患者では，5 年間で 30％ 近くの方が死亡するという報告がありますが，多くは心血管イベン

表	PAD の原因となるおもな疾患	

動脈の器質的異常	動脈の機能的異常	動脈周囲組織の異常
ASO Buerger 病 線維筋性形成異常 急性動脈閉塞 大動脈解離 血管炎症候群，膠原病 Behçet 病 遺残坐骨動脈閉塞 鎖骨下動脈盗血症候群	Raynaud 現象 肢端紅痛症 複合性局所疼痛症候群	胸郭出口症候群 膝窩動脈捕捉症候群 膝窩動脈外膜嚢腫 腹腔動脈起始部圧迫症候群 外傷

トが原因とされています[4].

　実際の診療では，ABI の値が 0.9 以下の患者を PAD と診断し，リスクファクターや CT，MRI，血管造影などの所見から，原因が ASO なのか，ほかの疾患なのか，しっかり鑑別する必要があります．治療方法はそれぞれの疾患により異なるため，鑑別疾患を知っておくことが重要です．

文献
1) 日本循環器学会・他：末梢閉塞性動脈疾患の治療ガイドライン（2015 年改訂版）.
2) Dormandy JA, Rutherford RB : Management of peripheral arterial disease (PAD). TASC Working Group. Trans Atlantic Inter-Society Consensus (TASC). *J Vasc Surg*, **31** (1 Pt 2) : 1-296, 2000.
3) Aronow WS, Ahn C : Prevalence of coexistence of coronary artery disease, peripheral arterial disease, and atherothrombotic brain infarction in men and women > or = 62 years of age. *Am J Cardiol*, **74**(1) : 64-65, 1994.
4) Weitz JI, et al. : Diagnosis and treatment of chronic arterial insufficiency of the lower extremities: a critical review. *Circulation*, **94**(11) : 3026-3049, 1996.

Ⅰ　足の循環障害の基礎知識

岡井　巌　順天堂大学医学部循環器内科学講座

　PAD は冠動脈以外のすべての末梢動脈の閉塞疾患であり，そのなかの動脈硬化による四肢の血管閉塞疾患が ASO です．PAD のなかで最も多く重要な疾患が ASO であるため，ASO と PAD を同義とする場合もあります．

CLI と CLTI の違いについて教えてください

CLI（重症下肢虚血）と CLTI（包括的高度慢性下肢虚血）の概念と違い

　CLI（critical limb ischemia）は，重症下肢虚血と訳され，虚血性の安静時疼痛もしくは虚血性の潰瘍・壊疽を呈する慢性疾患であり，バイパス手術や血管内治療による血行再建が速やかに行われなければ，大切断に至る疾患であると定義されています[1, 2]．さまざまなガイドラインから，客観的な虚血の証明として足首/足趾血圧や経皮的酸素分圧（tcpO₂）の値がカットオフ値として発表されています【表】．しかしながら，実臨床においてはしばしば，虚血の程度がこのカットオフ値に達しなくても切断の危機に直面する足に遭遇したり，CLIと診断されていても保存的加療が奏功する症例が見受けられたりします．

　昨今の糖尿病患者の激増に伴い，虚血のみならず，神経性潰瘍・感染の合併が肢予後に大きく影響するようになったことは明らかであり，より包括的な概念が必要とされるようになりました．そこで登場したのが，CLTI（chronic limb threatening ischemia）という概念です．

　CLTI は，「包括的高度慢性下肢虚血」と訳されます．2017 年の欧州心臓病学会（ESC）と欧州血管外科学会（ESVS）の合同ガイドライン[4, 5]で提唱された新しい疾患概念であり，下肢虚血，組織欠損，神経障害，感染などの肢切断リスクをもち，治療介入が必要な下肢の総称です．ただし，CLTI という用語を使うにあたり，PAD による虚血の要素が少なからず病態に反映されていることが必要です．

　昨今，PAD 患者の注目度が向上し，多くの医療機関で虚血肢を診察する機会が増えてきたことにより，虚血にのみ焦点を当てた CLI という概念だけでは，患者の病態を的確に表現することが困難となりました．そのため，創傷の状態や感染の程度も評価した CLTI という，より広範囲の疾患概念が必要になったということです．当然，CLTI は，CLI を内含する概念です．

重症度分類における違い

　PAD で一般的に用いられる Fontaine 分類や Rutherford 分類は，虚血の程度を表現する病態です．CLI（Fontaine 分類Ⅲ～Ⅳ度，Rutherford 4 ～ 6 群）か否かを示すことは可能だったが，昨今求められるような，より幅広い臨床像を内含することになった CLTI という病態を正確に表現することは不可能です．そこで，創傷，虚血，感染を 3 段階に評価して分類する WIfI 分類[6]を用いて CLTI の重症度を評価する必要があります．それぞれの重症度分類の詳細については **Q6** を参照してください．

表 **CLI 診断のカットオフ値**

著者	年	足首血圧 (mmHg)		足趾血圧 (mmHg)		tcpO₂ (torr)
		潰瘍壊死	安静時疼痛	潰瘍壊死	安静時疼痛	
International Vasuclar Symposium (Bell PRF, et al.)	1982	< 60	< 40			
SVS/North American Chapter of ISCVS (Rutherford RB, et al.)	1986	< 60	< 40	< 40	< 30	
European consensus (Andreani D, et al.)	1992	≦ 50	≦ 50	≦ 30	≦ 30	
TASC (Dormandy JA, et al.)	2000	≦ 50〜70		≦ 30〜50		≦ 30〜50
TASC II (Norgen L, et al.)	2007	≦ 50〜70	≦ 30〜50	< 50		< 30

SVS：Society for Vascuar Surgery，TASC：TransAtlantic Inter-Society Consensus.

（東 信良，2018[3] より一部改変）

文献
1) Dormandy JA, Rutherford RB：Management of peripheral arterial disease（PAD）. TASC Working Group: TranAtlantic Inter-Society Consensus (TASC). *J Vasc Surg*，**31**（Suppl）：1-296，2000.
2) Norgren L, et al.：Inter-Society Consen- sus for the Management of Peripheral Arterial Disease (TASCII). *J Vasc Surg*，**45**（Suppl S）：5-67，2007.
3) 東 信良：重症下肢虚血の診断・分類—その歴史的変遷—．日本血管外科学会誌，**27**：187-195，2018.
4) Aboyans V, et al.：ESC Scientific Document Group. 2017 ESC Guidelines on the Diagnosis and Treatment of Peripheral Arterial Diseases, in collaboration with the European Society for Vascular Surgery (ESVS)：Document covering atherosclerotic disease of extracranial carotid and verte- bral, mesenteric, renal, upper and lower extremity arteries. Endorsed by: the European Stroke Or- ganization (ESO) The Task Force for the Diagnosis and Treatment of Peripheral Arterial Diseases of the European Society of Cardiology (ESC) and of the European Society for Vascular Surgery (ESVS). *Eur Heart J*，**39**: 763-816,PMID: 28886620,2018.
5) ESC/ESVS 診療ガイドライン委員会編：2017 年 European Society of Cardiology ポケットガイドライン．PAD：Peripheral Arterial Diseases（末梢動脈疾患）の診断と治療に関するガイドライン（日本血管外科学会ガイドライン委員会訳）.
6) Mills JL, et al.：The Society for Vascular Surgery lower extremity Threatened Limb Classification System: risk stratification based on wound, ischemia, and foot infection (WIfI). *J Vasc Surg*，**59**：220-234.e1,2014.

仲間達也　東京ベイ・浦安市川医療センター循環器内科

A

CLTI は，虚血だけでなく，創傷の状態や感染の合併により切断のリスクにさらされている下肢を表す，包括的な病態の概念です．虚血にのみ焦点を当てた CLI はその中に含まれます．

PAD の重症度分類：Fontaine 分類，Rutherford 分類，WIfI 分類とは

　PAD の診療において，重症度に応じた治療のアプローチを行うためにも，客観的な重症度評価を行い，情報を共有することはとても重要です．一般的な重症度分類としては，Fontaine 分類と Rutherford 分類がありますが，現在の臨床現場では，間歇性跛行と虚血性の潰瘍・壊疽に対してより詳細な情報を提示することができる，Rutherford 分類を用いることが多くなっています．Rutherford 分類では，跛行症状の軽度～重度を 1～3 群，安静時疼痛を 4 群，虚血性の壊疽・潰瘍，とくに小さな組織欠損・大きな組織欠損をそれぞれ 5 群・6 群と分けることで，傷があるのかないのか，あれば大きな傷なのか小さな傷なのかを瞬時に理解することができます【表 1】．「昨日来院された "ラザ 5" の患者さん，入院になりましたよ」とか，「"ラザ 6" 感染合併の重症が紹介になりましたよ」とか，シンプルな表現ですが，なんとなく重症度は伝わりますよね．

表 1　PAD 患者の重症度分類：Fontaine 分類と Rutherford 分類

Fontaine 分類		Rutherford 分類		
重症度	重症度	細分類	臨床所見	客観的基準
I	0	0	無症状―有意な閉塞性病変なし	運動負荷試験は正常
Ⅱa	I	1	軽度の間歇性跛行	運動負荷試験は可能：負荷後足関節血圧は 50 mmHg 未満で血圧より 25 mmHg 以上低下
Ⅱb		2	中等度の間歇性跛行	細分類 1 と 3 の間
		3	重度の間歇性跛行	運動負荷試験は終了できず，負荷後足関節血圧は 50 mmHg 未満
Ⅲ	Ⅱ	4	安静時疼痛	安静時足関節血圧は 40 mmHg 未満，足関節部や足背部で PVR はほとんど平坦，足趾血圧は 30 mmHg 未満
Ⅳ	Ⅲ	5	小範囲の組織欠損―足部全体の虚血に難治性潰瘍，限局性壊死を伴う	安静時足関節血圧は 60 mmHg 未満，足関節部や足背部で PVR はほとんど平坦，足趾血圧は 40 mmHg 未満
		6	広範囲の組織欠損―中足骨に及び足部の機能回復は望めない	

PVR：pulse volume recording，運動負荷試験：12％の勾配で毎時 2 マイルの速さで 5 分間歩く．

（古森公浩，2013[1]）より一部改変）

表2 CLTI 患者の WIfI 分類

コンポーネント	スコア	容態		
W (Wound：創傷)	0	創傷なし（虚血性安静時疼痛）		
	1	壊疽のない小さな創傷		
	2	骨，関節，腱まで達する深い創傷，もしくは足趾壊疽		
	3	広範囲の潰瘍，踵部の潰瘍，足趾以外に及ぶ壊疽		
I (Ischemia：虚血)		ABI	足関節血圧（mmHg）	足趾血圧（tcpO$_2$）
	0	≧0.80	>100	≧60
	1	0.60～0.79	70～100	40～59
	2	0.40～0.59	50～70	30～39
	3	<0.40	<50	<30
fI (foot Infection：感染)	0	感染兆候なし		
	1	皮膚・皮下組織の限局した感染		
	2	皮膚・皮下組織の広範囲な感染，深部感染（膿瘍・骨髄炎・筋膜炎）		
	3	全身感染（systemic inflammatory response syndrome：SIRS を伴う）		

（Mills JL, et al. 2014 [2] より一部改変）

CLTI における重症度分類

Rutherford 4～6 群の患者，すなわち CLTI 患者には，より詳細に重症度を示す，WIfI 分類が用いられます [2]．足の状態を，創傷（W），虚血（I），感染（fI）の 3 つの要素に分け，それぞれを 0～3 点で評価します（「W2, I2, fI1」のように表現します）．合計点を 9 点とした WIfI composite score というシンプルな考え方の有効性の報告もあります [3]【表2】．また，この WIfI のスコアによって，臨床ステージ（clinical stage：CS）を 1～4 に分類することができ，CS4 が最も重症で，切断リスクが高いと考えられています．CLTI の足の状態を細かく示すことができる WIfI 分類は効果的な重症度分類であることは間違いありませんが，やや複雑であることから，Fontaine 分類や Rutherford 分類ほど日常臨床の中では（とくに医療スタッフとの情報共有のためのツールとしては）一般化していません．現段階では，発表や論文で，より深い情報を共有するためのツールに留まっています．スコアリングのためのアプリを作成するなど，利便性を向上させて，今後普及させていくことが必要だと考えられます．

文献
1) 古森公浩：末梢動脈閉塞症（Peripheral arterial disease：PAD）に対する最新の治療戦略．日本血栓止血学会誌，**24**(1)：38-44，2013.
2) Mills JL, et al. : The Society for Vascular Surgery lower extremity Threatened Limb Classification System: risk stratification based on wound, ischemia, and foot infection (WIfI). *J Vasc Surg*, **59** : 220-234.e1, 2014.
3) Darling JD, et al. : Predictive ability of the Society for Vascular Surgery Wound, Ischemia, and foot Infection (WIfI) classification system after first-time lower extremity revascularizations. *J Vasc Surg*, **65** : 695-704, 2017.

仲間達也　東京ベイ・浦安市川医療センター循環器内科

A

PAD の重症度分類としては，Fontaine 分類，Rutherford 分類が用いられます．簡便な重症度を示すことができる Rutherford 分類の方が広く使われています．CLTI 患者の重症度分類として，WIfI 分類が挙げられます．

Blue toe syndrome とは何ですか

Blue toe syndrome とは

　大動脈血管壁に存在する粥状硬化巣や動脈瘤の壁在血栓から微小塞栓（コレステリン結晶）が飛散し，足趾の小血管を塞栓することで足趾や踵に網状斑，冷感，強い疼痛を生じる疾患です．足趾が青紫色になるため blue toe syndrome と呼ばれます．進行すると潰瘍・壊死となります．明らかな誘因なく発症することもありますが，大血管手術や血管内治療などの血管内操作による機械的損傷が原因として最も多く，動脈瘤に対するワーファリン，ヘパリンなどの抗凝固薬，線維素溶解薬などが誘因となる疾患です．

PAD との違い

　PAD による虚血性潰瘍（CLI）と似ていますが，blue toe syndrome は基本的には虚血による潰瘍ではありません．異物としてのコレステリン結晶に対する局所の炎症反応と，微小循環障害が病因であるため，バイパス術や血管内治療などの末梢血行再建術は禁忌です．多くの症例は足背，後脛骨動脈の拍動が触知できることで PAD と鑑別できますが，なかには軽度の PAD を合併する症例もあり鑑別に悩みます．その際は SPP 値の低下がなく，突然に発症する特徴的なまだらな網状斑が鑑別の鍵となります【図 1，2】．

診断

　上記の皮膚症状に加え，臨床検査（BUN，クレアチニン，好酸球の増加）や画像所見（造影 CT で大動脈の壁在血栓や大動脈瘤の存在）が診断に有用です．皮膚生検でコレステリン塞栓を認めれば確定診断となりますが，検出されないことも多く，潰瘍・壊死の拡大につながるため安易にすべきではありません．

治療方法

　確立された有効な治療方法はありません．血管炎に対しては，副腎皮質ホルモン（ステロイド）が有効で，LDL 吸着療法も功を奏することがあります．抗凝固薬を使用している場合は，塞栓源となっている可能性があるため中止します．プラーク安定化作用のあるスタチン製剤の投与も行われます．足趾病変は，炎症が治れば網状斑やチアノーゼは軽快し，治癒することもあります．病変を悪化させないために，歩行時はフットウェアを使用して患部の免荷を行います．すでに潰瘍・壊死となった場合は，境界が明瞭化してから断端形成術を行ったり，自然脱落したりすることもあります．

図1　88歳女性

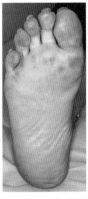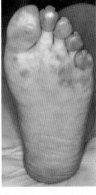

両側足趾にまだらな網状斑を認める．SPPは右足背51，足底78，左足背38，足底50mmHgと低下を認めない．Blue toe syndromeと診断し，ステロイド内服を開始した．

図2　加療開始3カ月後

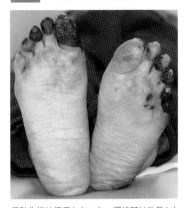

足趾先端は壊疽となった．網状斑は依然としてあり，炎症が続いていることがうかがえる．

予後

　コレステリン結晶の飛散が局所（足趾）のみに治まらずに，腎動脈，腸間膜動脈などの内臓の動脈にも及ぶと多臓器障害を生じ，コレステリン塞栓症と総称され，非常に予後不良となります．

文献
1) Guidelines for management of peripheral arterial occlusive disease (JCS2009), XX Blue toe syndrome. *Circ J*, **73** (Suppl) : 1555-1556, 2009.
2) 辻 依子：足の創傷をいかに治すか―糖尿病フットケア・Limb Salvage へのチーム医療．第4章　その他の下肢潰瘍，4. Blue toe syndrome, pp121-124，克誠堂出版，2009.

藤井美樹　順天堂大学大学院医学研究科再生医学 / 医学部形成外科講座

Blue toe syndrome は診断，治療すべてにおいて難しい疾患ですが，早期診断・治療により治癒することもあり，PAD との違いを知っておかなければなりません．

CLI 患者の予後が悪いというのは本当ですか

CLI 患者は全身状態が悪化しています

　CLI より進行した PAD の状態であり，客観的に証明された動脈閉塞性疾患に起因する慢性的な虚血性安静時疼痛，潰瘍や壊疽を有していて治療されなければ下肢切断に至ってしまう病態です．このため，適切な治療を行わなければ潰瘍や壊疽からの感染が全身に広がり，敗血症や全身状態の悪化のために救命できない可能性が高いとされています．CLI 患者では 1 年以内に 30％が下肢切断，25％が死亡に至るとされていて，5 年後の死亡率は60％にもなります．この死亡率は進行性大腸癌と同じとされています．

CLI 患者は全身の動脈硬化が進んでいます

　CLI の原因とされている動脈閉塞性疾患はアテローム性動脈硬化症が病態の主体となるため，CLI 患者は高血圧，脂質異常症や糖尿病などのいわゆる生活習慣病を同時に罹患しています．アテローム性動脈硬化症は四肢末梢の血管に留まらず，全身の血管に起こるため，CLI 患者では冠動脈疾患や脳血管疾患を合併している場合も決して少なくはありません【図 1】[1]．そのため，CLI 患者ではCLI 発症後の心血管障害や脳血管障害による死亡率が 1 年で 25％にのぼるとしている報告もあります[2]．

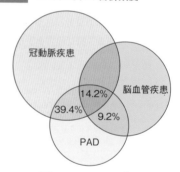

図 1　PAD，冠動脈疾患，脳血管疾患とそれぞれの合併頻度

（Bhatt DL, et al. 2006 [1] より一部改変）

透析患者が CLI になる可能性が高いです

　透析患者は PAD を高頻度に有しますが，重症下肢虚血へと悪化進展した場合には，生命予後に大きく影響する問題となります[3,4]．

　CLI により下肢大切断を受けた透析患者の生命予後は著しく不良であるため（1 年生存率40％，5 年生存率 15％），PAD を早期に発見し治療介入を行い，CLI に至らないようにすることが求められます．

大切断と小切断でも生存率が違います

　下肢切断に関しても，大切断と小切断では生存率の違いを認めています．小切断では 3

図2　大切断と小切断での生存率

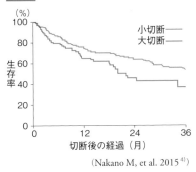

(Nakano M, et al. 2015[4])

図3　膝上切断と膝下切断での生存率

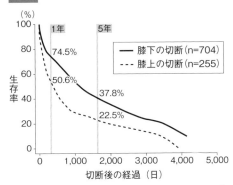

(Aulivola B, et al. 2004[5])

年で54%の生存率があるのに対して，大切断では37%の生存率しかありません【図2】[4]．
切断を行う場合にはなるべく小切断に留めることが，患者のQOLだけでなく生存率を考える上でも重要になります．また大切断に関しても，膝上から切断した場合と膝下から切断した場合では生存率に違いがあり（膝下の切断では5年生存率37.8%，膝上の切断では5年生存率22.5%），可能であれば大切断のなかでも膝下の切断に留めておく必要があります【図3】[5]．

文献
1) Bhatt DL, et al. : International prevalence, recognition, and treatment of cardiovascular risk factors in outpatients with atherothrombosis. *JAMA*, **295** : 180-189, 2006.
2) Norgren L, et al. : Inter-Society Consensus for the Management of Peripheral Arterial Disease (TASC II). *J Vasc Surg*, **45**(Suppl S) : 5-67, 2007.
3) Koch M, et al. : Critical limb ischemia as a main cause of death in patients with end-stage renal disease : a single-centre study. *Nephrol Dial Transplant*, **19** : 2547-2552, 2004.
4) Nakano M, et al. : Three-year clinical outcome after infrapopliteal angioplasty for critical limb ischemia in hemodialysis patients with minor or major tissue loss. : *Catheter Cardiovasc Interv*, **86**(2) : 289-298, 2015.
5) Aulivola B, et al. : Major lower extremity amputation : outcome of a modern series. *Arch Surg*, **139** : 395-399, 2004.

華藤芳輝　順天堂大学医学部循環器内科学講座

CLI患者では全身のアテローム性動脈硬化症が進行しています．このためCLIによる感染以外でも心血管障害や脳血管障害で死亡に至ることも多く，死亡率が高いとされています．

Q9

PAD 患者はどのような症状を訴えますか

PAD 患者の症状

PAD は全身のどこの動脈にも起こり得ますが，下肢の動脈に起きた場合に「足の循環障害」となります．

症状は急性発症か慢性発症かによっても異なります．初期は足が冷たく感じる程度ですが，重症になると下肢が壊死し，切断が必要になることもあります．

一般的には Fontaine 分類が有名であり，下記のように分類されています【図1】．

Fontaine 分類 [1]

・Ⅰ度（軽度の虚血）：足先がしびれる，冷たく感じる．
・Ⅱ度（中等度の虚血）：一定の距離を歩くと筋肉の痛み・ひきつりを感じて歩けなくなる．休息すると回復し，再び歩くことができる（間歇性跛行）．
・Ⅲ度（高度の虚血）：じっとしていても足が刺されるように痛む（安静時疼痛），夜間に足が

図1　PAD 患者の症状　＜Fontaine 分類＞

| Ⅰ度　無症状・冷感・しびれ | Ⅱ度　間歇性跛行 | Ⅲ度　安静時疼痛 | Ⅳ度　潰瘍や壊疽 |

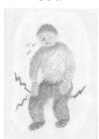 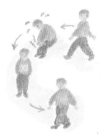 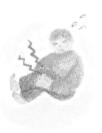 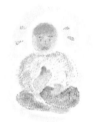

足先がしびれる，冷たく感じる．

一定の距離を歩くと筋肉の痛み・ひきつりを感じて歩けなくなる．休息すると回復し，再び歩くことができる．

夜間などに足が強く痛む．

見た目にも明らかに異常が現れる．

Ⅱ度以上は　手術適応となり得る

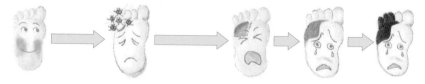

図2 PAD の症状のチェックポイント

☺ チェックポイント

軽症	☐ 足がしびれる
	☐ 感覚が鈍い
	☐ 足が冷たい・冷たく感じる
	☐ 足の色調が悪い（青い・白い）
中等症	☐ 歩くと足が痛む（立ち止まると，痛みがなくなる）
	☐ 指に変形がある
	☐ 安静にしていても足が痛む
重症	☐ 足の傷が治らない・治りにくい

↪ 1つでもあてはまる場合は，検査を勧めてください！

痛む（夜間疼痛）〔CLTI〕.
・IV度（重度の潰瘍・壊疽）：見た目にも明らかに異常が現れる．皮膚の潰瘍，壊疽ができて，なかなか治らない〔CLTI〕.

症状のチェックポイント

【図2】のような症状が当てはまる場合は，検査を勧めたり，担当医に相談してもらうようにしてください．

理学療法士はリハビリテーション（リハ）を行うときに足を見て触ることができる機会をもっています．立場を生かし，下肢に左右の温度差を感じる，リハを開始して一定時間で下肢の痛みを訴え，しかめ面をする，動作を休止する──このようなことに気付き，「足の循環障害」の可能性が疑われることを担当医に伝えてください．

文献
1) Fontaine R, et al. : Surgical treatment of peripheral circulation disorders. *Hely Chir Acta*, **21** (5–6) : 499–533, 1954.

竹内一馬　たけうち六本松 足と心臓血管クリニック

A

足先がしびれる，冷たく感じる，一定の距離を歩くと筋肉の痛みやひきつりを感じて歩けなくなる，安静にしていても足が刺されるように痛む，夜間に足が痛む．このような症状が血流障害の程度によって起こります．糖尿病神経障害を合併している患者や麻痺のある患者については自覚症状が全く出ないこともあり，注意が必要です．

Q10

足の循環障害の診断方法を教えてください

足の循環障害の診断【図1】

Q9【図1】のような症状があり，次のような所見を認める場合には診断するのが一般的です．

足首と上腕の血圧の比（ABI）が 0.9 以下の場合．

ABI[1]

動脈硬化の指標である PWV（血管の硬さ），血管年齢と ABI をカフを巻くだけで簡便に測定できる医療機器が普及しています．しかし，どこの病院にもある機器ではありません．このような機器が院内になくても，【図2】のように血圧計と簡易型 Doppler 血流計があれば，ABI を測定することができます（ABI については Q11 参照）．

脈触知の重要性【図3】

両側の鼠径部で触知可能な大腿動脈，膝裏で触知可能な膝窩動脈，内くるぶし（内果）部で触知可能な後脛骨動脈，足の甲部分で触知可能な足背動脈，これら 4 カ所の触診をできるようにしておくとよいでしょう．

母指は鈍感なので，第 2 指，第 3 指で脈触知してください．

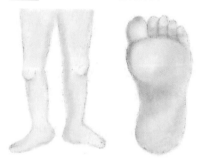

図1 足の循環障害の診断方法

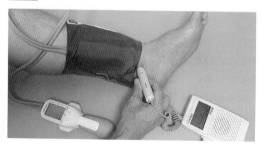

図2 足関節の血圧測定

図3 脈触知の重要性

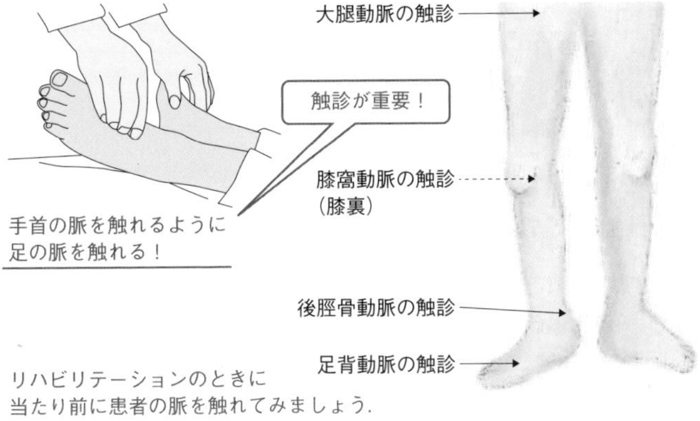

大腿動脈の触診

触診が重要！

膝窩動脈の触診
（膝裏）

後脛骨動脈の触診

足背動脈の触診

手首の脈を触れるように
足の脈を触れる！

リハビリテーションのときに
当たり前に患者の脈を触れてみましょう.

その他の検査

　前述の検査以外に下肢動脈超音波検査，SPP，サーモグラフィ，CT，MRI，血管造影，血管内視鏡などの検査をすることによって，さらに詳細な診断をつけることができます.

　PADでは，ほかの血管にも動脈硬化が進行している可能性が高いため，狭心症などの心臓血管系の障害や脳梗塞などの脳血管障害の有無を併せて調べることも重要です.

文献
1）Winsor T：Influence of arterial disease on the systolic blood pressure gradients of the extremity. *Am J Med Sci*, **220**(2)：117-126, 1950.

Ⅰ　足の循環障害の基礎知識

竹内一馬　たけうち六本松 足と心臓血管クリニック

A

まずは足に触れてみて皮膚温に左右差がないかを確認することが重要です. リハビリテーションを行うときを利用して脈触知をするのもよいでしょう. 異常があれば，さらなる追加検査が必要ですが，病状に応じて低侵襲な検査から開始し，進めていくこととなります.

Q11

ABI と SPP の違いを教えてください

下肢血流評価としての検査

　足病変をみる際に，循環障害がないかどうか下肢血流評価を行うことは非常に重要です．

　ABI（ankle brachial pressure index，足関節上腕血圧比）や SPP（skin perfusion pressure，皮膚灌流圧）は循環障害のなかでも動脈疾患の評価に使用されます．ほかにも tcpO$_2$（transcutaneous measurement of oxygen tension，経皮酸素分圧）やサーモグラフィー，超音波検査，造影CT や MRA なども診断に使用されますが，本項ではスクリーニング検査として一般的なABI と SPP について紹介します．

ABI とは

　ABI とは，上腕と下肢の血圧の比率であり，正常値は 1.0 ～ 1.4 とされています．測定は上腕と足関節で血圧を測定し，それぞれの収縮期血圧の比率を計算して測定します．

　注意点としては，血圧計のカフによって疼痛が出現する可能性があること，足関節部に傷がある場合にはその部分を避けてカフを装着すること，感染予防に留意する必要があることなどが挙げられます．

　ABI が 0.9 ～ 1.0 であれば PAD の存在を疑い，0.9 未満で PAD の診断となります．しかし，糖尿病合併例や人工透析中であれば動脈石灰化が高度となり，1.4 以上の異常高値や偽正常値を示すことがあります．偽性かどうかは脈波をみることでおもに判断できます【図1】．脈波が正常に出ていない場合は，ほかの検査も検討する必要があります．

　ABI は足関節部で血流を測定することから下腿動脈までの病変を反映するといわれています．

SPP とは

　SPP とはレーザー光を用いて赤血球を介したドプラ効果を利用し，皮膚血流を測定するものです．レーザー光は皮膚表面下約 1.5 mm までの血流を反映するため，足関節以下の微小循環を含めた評価となります．測定は，測定したい部位（足背・足底や，傷や潰瘍がある場合はその近位側）にプローブを装着し，その上に血圧計のカフを巻きます．皮膚血流が再開したときの圧をレーザー光で測定します．

　注意点としては，こちらも血圧計による疼痛や，感染予防が挙げられます．また，レーザードプラは非常に鋭

図1	ABI		
ABI	右	0.96	
	左	1.08	

ABI は正常値だが，下の脈波をみると左足首では脈波が出ておらず，動脈硬化により足首の血圧が高くなり，偽正常値となっているのが判別できる．

図2　同一患者での体動による SPP 測定の差

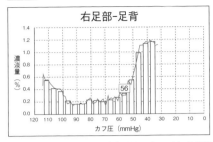

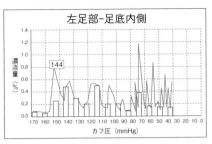

左図は体動なく測定できており SPP 56 mmHg と診断できる.
右図では体動により spike 状のラインとなっており，機械は 144 mmHg と誤った値を算出している．SPP を
みる際にも波形と測定時に体動が起きていないかを確認する必要がある.

敏なため，体動などのアーチファクトに注意が必要です【図2】．そのため，不随意運動が認められる例や疼痛が強い例では測定が難しいことがあります．その場合は tcpO₂ など疼痛を伴わない検査を検討する必要があります.

SPP は【表】に示すように PAD に対して高い特異性をもった検査で

表　**各検査の PAD に対する特異性・感受性**

	カットオフ値	感受性 (%)	特異性 (%)
ABI	0.9	29.9	100
tcpO₂	50	61.1	70
SPP	50	84.9	76.6

SPP は他の検査よりも特異性が高いことがわかる.
(Okamoto K, et al. 2006[2])

あることから ABI で偽正常値が出た症例に対しても有用です．また，SPP30 〜 40 mmHg 以上で創傷治癒が期待できると報告されており[1]，創部中枢側で測定することにより，血行再建の適応検討や創傷治癒予測，四肢切断レベルの評価にも使用できます.

文献
1) Castronuovo JJ, et al. : Skin perfusion pressure measurement is valuable in the diagnosis of critical limb ischemia. *J Vasc Surg*, **26** : 629-637, 1997.
2) Okamoto K, et al. : Peripheral Arterial Occlusive Disease Is More Prevalent in Patients With Hemodialysis: Comparison With the Findings of Multidetector-Row Computed Tomography. *Am J Kidney Dis*, **48**(2) : 269-276, 2006.
3) 東谷迪昭，尾原秀明・他：末梢血管疾患診療マニュアル．p49，南江堂，2018.
4) 一般社団法人日本フットケア学会：フットケアと足病変治療ガイドブック．第3版，医学書院，pp83-92，2017.

苅部綾香　順天堂大学医学部形成外科学講座

A

ABI は足関節までの大血管の病変の評価に有用であり，1.0 〜 1.4 が正常値です．SPP は皮膚の微小血管も含めた病変の評価が可能であり，創傷治癒には 30 〜 40 mmHg 以上が必要とされています.

I　足の循環障害の基礎知識

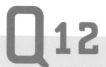

Q12
足の循環障害の画像診断として
何が一番よいですか

　ASOの画像診断としては超音波検査，CT，MRIそしてカテーテルを用いた血管造影があります．

　症状やABIの低下などからASOが疑われた際には，まずは超音波検査が重要です【図1】．被曝がなく造影剤も使わないので侵襲がなく安全です．外来で定期的に検査を行うことができるため，治療後のフォローアップにも重要な検査となります．どこの血管に病変があるのかという解剖学的な部位診断のみならず，狭窄の程度を血流の流速などから評価することができるため，中等度の狭窄病変では治療の適応になるかどうかを判断する上でも，きわめて大切な検査となります．また，病変部のプラークの質がどのようなものであるか（軟らかいのか硬いのか，石灰化など）や，側副血行が流入しているか否かも評価できます．ただし，熟練した技術が必要とされるため，術者によって検査の精度に差が出ることや，腹腔内の血管は腸管ガスの影響によりみえにくい場合があることが欠点となります．

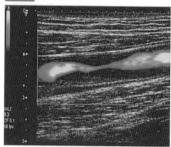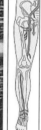

図1　浅大腿動脈の狭窄病変（パワードプラ法併用）

侵襲がないため，繰り返し行うことができる．

　CTも非常に大切な検査です【図2】．とくに造影剤を使用した造影CTでは，下肢動脈の全体像を把握する上できわめて重要な情報を得ることができます．治療をする前には必須の検査といえます．しかし造影剤を用いるため，腎機能障害を有する患者には施行が難しいことと被曝があることが問題となります．また，石灰化が強い病変では血管内腔を評価するのは難しくなります．

　腎機能障害を有する患者では，MRIを使用した血管撮影（MR Angiography；MRA）も有効な方法です【図3】．造影剤を使用しなくても血管を解剖学的に捉えることができます．被曝はありませんが，ペースメー

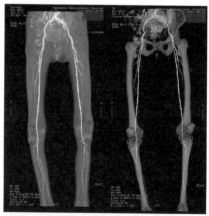

図2　造影CT

画像はきれいだが，造影剤を用いることと被曝があることが問題となる．

図3　血管撮影（MRA）

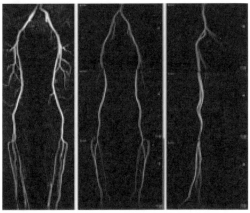

被曝はないが，ペースメーカーの患者には使えない.

図4　カテーテルによる血管造影

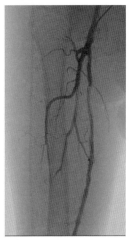

体内にカテーテルを挿入するため，止血などの侵襲が問題となる.

カーや ICD が入っている患者では種類によっては撮影ができなかったり，検査時間が長く安静を保持することができない患者では撮影が難しかったりします.

　下肢動脈超音波検査と CT もしくは MRA で病変部がある程度把握できれば，いよいよカテーテルによる血管造影を行います【図4】．画像検査のゴールドスタンダードであり，最も重要な検査ですが多くは入院が必要となり，血管内にカテーテルを入れるため検査とはいえ侵襲的でリスクもあります．近年では非侵襲的な画像診断が発達しているため，下肢の治療前に血管造影を行うことは必須ではありません．筆者も血管造影のためだけに入院させることはほとんどありませんが，冠動脈造影を同時に行ったり，超音波検査や CT などの検査が十分に行えなかったりした場合には，血管造影のみを行うこともあります．下肢の造影では炭酸ガスを造影剤の代わりに用いる方法もあり，造影剤を全く使用しないで血管造影を行うことも可能です.

宇都宮　誠　TOWN 訪問診療所城南院

A

下肢の血流を評価する画像診断には超音波検査，CT，MRI そしてカテーテルによる血管造影があります．それぞれの利点と欠点を理解して選択する必要があります.

Q13

Angiosome とは何ですか

　アンギオサムコンセプト（Angiosome Concept），とは元来形成外科領域で用いられた，動脈と皮膚や骨，軟部組織の支配領域を示した概念です．皮弁の手術を行う際などに血管と組織を一緒に障害部位に移動させることがあるため，どの血管がどの部位を栄養しているのか考えることは非常に重要でした．そこでこのような概念が生まれました．下肢においてもアンギオサムコンセプトは非常に重要な概念です．膝下には3本の動脈（前脛骨動脈・後脛骨動脈・腓骨動脈）が走っており，それぞれに支配領域があります【図1】．傷がある場所がどこのアンギオサムに当たるのかを意識することは，血行再建を行う上で極めて重要な情報となりますし，治療戦略に影響を与えます．

　Iida らは世界で初めて CLTI に対するカテーテル治療を行う上で，アンギオサムコンセプトに則って創部へ直接血流（direct flow）を送り込むことが重要であることを証明しました【図2】．つまり足背部に傷があれば前脛骨動脈へ，足底面に傷があるときは後脛骨動脈への血行再建が大切であるということを証明したことになります．非直接血流（In-direct flow）しか得られなかったとしても，側副血行を介して創部へ血流が届いていれば傷がまったく治らないというわけではないにしても，感染や糖尿病などにより傷が治りにくい人であればやはり直接血流が大切となります．血行再建法としてバイパス術が選択される場合ではアンギオサムは関係ないという報告もあり【図3】，すべてにおいて完璧な理論というわけではありませんが，それはバイパス術がカテーテル治療と比べて血流量が多く，開存期間も長いために結果として非直接血流であっても傷が治るという意味であり，逆に少ない血流し

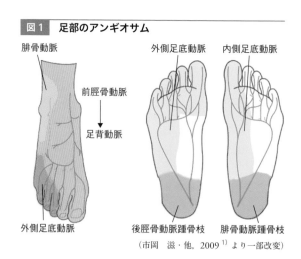

図1　足部のアンギオサム

腓骨動脈

前脛骨動脈

足背動脈

外側足底動脈

外側足底動脈　　内側足底動脈

後脛骨動脈踵骨枝　　腓骨動脈踵骨枝

（市岡　滋・他，2009[1]）より一部改変）

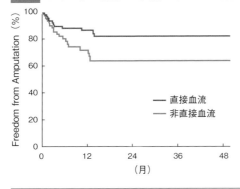

図2　カテーテル治療では直接血流のほうが非直接血流よりも予後が良い

カテーテル治療ではアンギオサムコンセプトを意識し，創部に直接的に流入する血管を治療することが必要である.

(Iida, et al. 2010 [2])

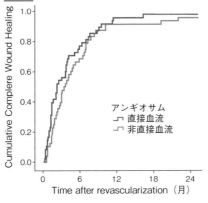

図3　バイパス術におけるアンギオサムコンセプト

バイパス術においては直接血流と非直接血流の潰瘍治癒率に差はない.

(Azuma N, et al. 2012 [3])

か得られないカテーテル治療においては効率的に創部へ血流を送るということからもアンギオサムコンセプトを意識することは大切であると考えられています.

文献

1) 市岡　滋，寺師浩人（編著）：足の創傷をいかに治すか. 克誠堂出版，2009.
2) Iida P, et al. : Importance of the angiosome concept for endovascular therapy in patients with critical limb ischemia. *Catheter Cardiovasc Interv*, **75** : 830-836, 2010.
3) Azuma N, et al. : Factors Influencing Wound Healing of Critical Ischaemic Foot after Bypass Surgery: Is the Angiosome Important in Selecting Bypass Target Artery?. *Eur J Vasc Endovasc Surg*, **43** : 322-328, 2012.

宇都宮　誠　TOWN 訪問診療所城南院

A

アンギオサムコンセプトは皮膚の血流支配のことです. 創部へ血流を届けさせるためには直接的な血流再開が必要です. とくにカテーテル治療ではアンギオサムを意識した治療が重要となります.

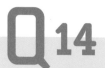

Q14

足の循環障害がある場合，どのようなことがきっかけで傷ができますか

PAD患者が足潰瘍を形成する要因は，大きく2つに分けられます．下肢虚血の増悪などが原因で自然に足潰瘍や壊死を形成する内因的要因によるものと，外傷などから足潰瘍や壊死を形成する外因的要因によるものです．2016〜2017年に筆者が加療したCLTI患者112肢を対象に，潰瘍発症要因について検討すると，下肢虚血の増悪などの内因的要因は43肢，外因的要因は69肢でした．外因的要因の内訳は【図1】の通りです．靴ずれが18肢と最も多く，外傷やheloma molle（軟性鶏眼：隣接した足趾の圧迫により形成された鶏眼）などが潰瘍形成のきっかけとなっていました【図2】．虚血のため皮膚や軟部組織が萎縮し，軽微な圧迫により容易に潰瘍を形成しやすいことが原因と考えられます．

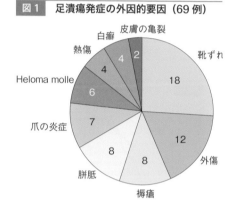

図1　足潰瘍発症の外因的要因（69例）

- 皮膚の亀裂　2
- 靴ずれ　18
- 外傷　12
- 褥瘡　8
- 胼胝　8
- 爪の炎症　7
- Heloma molle　6
- 熱傷　4
- 白癬　4

足潰瘍の発症を予防するためには

下肢虚血の増悪やblue toe syndromeといった内因的要因に対する予防は難しいですが，外因的要因に対しては，予防が可能です．靴は横幅が足の幅にフィットし，靴底が比較的しっかりしたものを選択するよう指導します．靴下の厚さによって圧迫の力が異なるため注意を要します．また，足をぶつけるといった軽微な外傷を防ぐために，必ず靴下を履くよう指導します．白い靴下を履いていれば出血による汚染が目立つため，早期発見につながります．

Heloma molleは隣接した足趾による圧迫が原因であるため，趾間にスポンジを挟み除圧することで予防が可能です【図3】．ただし，スポンジが大きいとかえってスポンジ圧迫による潰瘍を形成してしまうため，幅は5mm程度の軟らかいものを

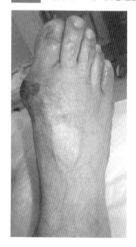

図2　靴ずれによる足趾潰瘍

図3　Heloma molle による足趾潰瘍

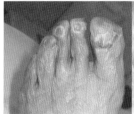 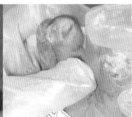 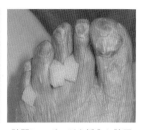

趾間にスポンジを挿入し除圧する.

使用します. そのほか, 爪や胼胝の自己処置は行わない, やけどの原因となる湯たんぽや電気アンカ, 貼るカイロは使用しないよう指導が必要です.

辻　依子　神戸大学大学院医学研究科形成外科学分野足病医学部門

A 靴ずれなどの外傷がきっかけで足潰瘍を形成することが多いです. 足の循環障害がある場合, いったん足潰瘍を形成すると難治性であり, 大切断となる可能性があるため予防が重要です. そのため, 靴の選択方法などの患者指導・教育が必要です.

Ⅰ　足の循環障害の基礎知識

II. 足の循環障害の治療

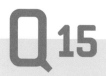

なぜフットケアが必要なのでしょうか

下肢の血流障害は足病変発生要因の第1位

PAD は足病変を起こしやすいことを **Q14** で紹介しました．【図1】に示したように，足病変，とくに足潰瘍の発生要因の第1位は下肢の血流障害です．血流障害のある足病変は，創傷治癒に必要な血流が滞っているため有効な外用薬を使用しても治癒が遅延し，創傷部に感染が起きても抗生剤が患部に行き届かず十分な効果が得られません．つまり，足病変が発生してからでは治癒させることが困難となり，結果として壊疽による下肢切断に至り，患者の QOL を低下させることとなるため，フットケアが必要となります．

血流障害の症状への対処行動が重要

フットケアとは，足にトラブルが起こることを防ぎ，一生自分の足で歩行するために行うケアのことです．足の保清，スキンケア，爪を整える，適切な靴を履く，歩行リハビリテーションなどがケアに含まれます．

PAD では足の「冷え」「痛み」などの苦痛を生じるため，患者は足が冷えれば温め，痛みが出れば軽減する方法を探します．この対処行動が足病変を引き起こす危険をはらんでおり，正しい対処方法の知識を提供する必要があります．

まず，注意が必要なトラブルは，「冷え」への対処行動による熱傷です．血流障害から生

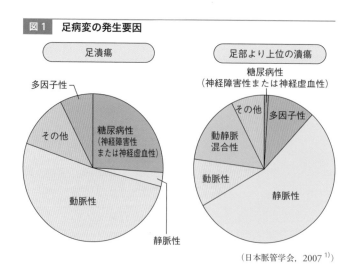

図1　足病変の発生要因

（日本脈管学会，2007[1]）

じる冷感は入浴や暖房器具でも対応が困難なほど強く，患者は温かさを求めて暖房器具の温度を上げて近寄ります．さらに，PADは糖尿病を合併していることが多く，糖尿病性神経障害による知覚鈍麻から熱さを感じ難く，気付いたときには深部までの熱傷を生じています．フットケアとしては，風呂の温度は手や温度計で確認する，カイロや湯たんぽは直接足に当てない，暖房器具と足の距離を繰り返し確認する，といった安全な保温方法を指導します．

続いて「痛み」への対処です．血流障害の痛みは足を下垂することで緩和されることが多く，患者はベッドから足を垂らして眠り，ほとんどの時間を座ったまま過ごすようになります．下垂し続けた足は浮腫を生じ，皮膚は脆弱となりわずかな刺激でも創傷が発生します．また，痛みのため足を洗えなくなることで感染しやすく，足に刺激の少ないサイズの大きな靴やサンダルを使用することで靴ずれを生じやすくなります．そして次第に歩行が困難となり，ADLが低下します．痛みに対するフットケアは，疼痛緩和を優先します．薬物療法や血行再建などの適切な治療へと患者を導き，積極的治療の困難な患者にはペインクリニックと連携し痛みに対処していきます．患者には，怪我をしない生活環境の整備，靴下着用による足の保護，正しい保清方法，皮膚の保湿，靴ずれを予防するための正しい靴の選択や履き方を指導します．

早期からのフットケア指導が重要

血流障害によって壊疽【図2】を生じ，下肢切断から歩行障害となることは，患者の人生を激変させます．高齢長寿のわが国においては，今後もPADの患者は増えることが予測されます．救肢，寝たきり予防，医療費削減などさまざまな面において，PADの初期から足病変予防のフットケアを行う必要があります．糖尿病教育の分野では定着したフットケアですが，糖尿病を合併していないPADの患者にも今後広く浸透させていくことが望まれます．

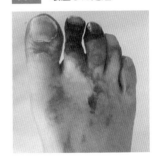

図2 壊疽した足趾

文献
1) TASC II Working Group（著）/日本脈管学会（編訳）：下肢閉塞性動脈硬化症の診断・治療指針II（日本脈管学会編），pp1-109，メディカルトリビューン，2007.

橘　優子　順天堂大学医学部附属順天堂医院足の疾患センター

PADによる足病変の予防には，薬物療法や血行再建などの治療を適切に行えるよう患者を導いていくことが大切です．PADは冷感や疼痛という苦痛を生じ，QOLを著しく低下させるため，熱傷，浮腫，外傷などを予防するフットケアが必要です．

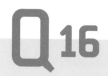

フットケアチームの役割を教えてください

フットケアチームとは「足病医」のような存在

　足病変の発生には身体疾患だけでなく，骨の変形，歩容，生活習慣，靴，住宅環境などの複合的要因が影響します．そのため，足病変の治療は外科的領域から内科的な全身管理，さらにはフットケアや生活環境の調整など多岐にわたります．海外には「足病医」という足を専門に診療・治療する専門医，日本でいうところの歯を専門に治療する歯科医師のような専門医がいます．しかし日本には残念ながらこの制度がなく，さまざまな要因が絡まる足病変の治療を1つの診療科だけで対応することは困難であり，異なる診療科，異なる職種，時には異なる医療機関がそれぞれの専門領域の力を結集し，協力して治療にあたるフットケアチームの存在が必要になります．

フットケアチームのメンバー構成

　フットケアチームにはどのようなメンバーが必要でしょうか【図】．足病変のある患者の多くは原疾患をもっており，慢性疾患の治療を受けている場合がほとんどです．とくに動脈硬化症，糖尿病，透析の患者が多く，それらの診療を担う循環器内科，糖尿病内科，腎臓内科などで構成されます．そして，循環器内科によるカテーテル治療，血管外科によるバイパス術などで下肢血流の改善を行い，皮膚科や形成外科が創傷の治療を行います．もちろん，血流評価には臨床検査技師の存在は欠かせませんし，全身管理や創傷治癒のためには管理栄養士による栄養管理・指導が重要です．原疾患の治療コントロールは足病変治療に大きく影響するのですが，服薬が適切に行えず足病変を悪化させてしまう患者もおり，薬剤師による服薬指導も大切です．看護師はフットケアや療養指導を行い，患者の療養環境を整えていきます．自宅での療養に困難がある患者にはソーシャルワーカーが関わり，在宅サービスの手配，療養場所として施設やリハビリテーション（リハ）病院の紹介などを手伝います．そして義肢装具士と理学療法士が，患者の歩行を維持するために適切な靴装具を作製し，歩行リハの提供を行います．このように，たくさんの専門職が足病変治療には必要となるため，1つの医療機関だけで治療を完結できず，多施設が連携することが多くなります．

フットケアチームの役割

　海外のように一人の足病医が総合的に患者を診察できることのメリットは大きいでしょう．日本では，足病変のある患者だけでなく多くの医療従事者も，足の診療はどの病院に行けばよいのか，そしてどの診療科を受診すればよいのかがわかりにくく，治療のために複数の診療科や病院を渡り歩かなければならないことがあります．足にトラブルがあるにもかかわらず，一カ所で診療を終えることができない日本の現状は，患者にとって非常に不便だと

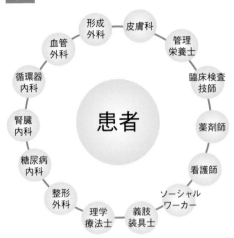

図 フットケアチームメンバー

形成外科　皮膚科　管理栄養士　臨床検査技師　薬剤師　看護師　ソーシャルワーカー　義肢装具士　理学療法士　整形外科　糖尿病内科　腎臓内科　循環器内科　血管外科

患者

いわざるを得ません．そのためわれわれには，足病医がいないデメリットを補うチームづくりが求められています．最後に，フットケアチームとして果たすべき役割を以下に示します．

　・チームの存在を院内外に広報する．
　・チームのゲートキーパーを決め，受診の窓口を一元化する．
　・チーム内の連携をスムーズに行う診療フローを整える．
　・治療後のフォローアップ体制を整える．

文献
　1) 仙石真由美：多職種介入によるチームアプローチ／日本フットケア学会（編）：フットケアと足病変治療ガイドブック，第3版，pp227-281，医学書院，2017.

橘　優子　順天堂大学医学部附属順天堂医院足の疾患センター

A

日本には足を専門に扱う診療科がないため，フットケアチームがその役割を担います．フットケアチームとは，足に関連する診療科と多職種が協働し，それぞれの専門性を発揮して患者の足を救う専門チームです．足病変で困っている患者のために，チームの存在を院内外に広報するとともに，チームの連携強化が求められます．

Ⅱ　足の循環障害の治療

Q17

フットケアにおける看護師の役割を教えてください

フットケアチームのメンバーについては **Q16** で紹介しました．ここでは，看護師がチームの中で果たすべき役割を紹介します．

フットケアチームの調整役

フットケアチームは他の分野では類をみないほど多くの職種が参加しているため，連携をスムーズに行うための調整役が必要です．すべての医療職種と日常的に接する機会のある看護師は，職種を超えた連携のつなぎ役となることが可能であり，この調整役は看護師が担う役割の一つです．そして，入院，外来を問わず患者と関わる時間が長い看護師は，患者の変化やニーズを捉える機会が多く，タイムリーにその情報をチーム内に伝達し治療に反映させることが可能です．とくに入院中や透析中は患者がベッドに横になっているため，普段は靴の中にあって観察しにくい足を隅々まで確認することが可能です．病棟や透析クリニックの看護師が足病変を発見し治療につなげるケースは少なくありません．

足だけでなく患者の全体をみる

足病変の発生には **Q15** で述べたように，身体疾患だけでなく生活環境や生活習慣が大きく影響します．足病患者に対応する際，看護師は患者の足を注意深く観察し，つぎに全身状態をみていきます．このとき，検査データや原疾患の管理状態以外にも，患者の服装や靴，持ち物なども観察し，さらには生活背景を予測しながら足をアセスメントしていきます．そのため，患者の生活状況を詳しく（例えば，家の間取りや入浴頻度など）聴取し，足病変に影響を与えている可能性のあるモノ，コト，習慣などを探し当てます．足病変のある足には歩行の積み重ねで生じたさまざまな変化が現れており，その一つひとつを見逃さず治療に結び付けていくことが看護師の重要な役割です．

フットケアは再発予防ケア

フットケアとは，足のケア・処置だけでなく，患者への指導も含みます．フットケアの最重要ポイントは足病変の再発予防であり，そのためには，対象となる足の「現在」「過去」「未来」【図1】を捉える視点が必要です．この3つの視点を，フットケアに関わるすべての医療従事者は常に意識し患者に関わっていくことが大

図1	フットケアアセスメントの3つの視点
現在	・今，足に何が起きているか ・今，問題となっていることは何か
過去	・今までこの足に何があったのか ・今までどのような生活だったのか
未来	・今後この足に何が起きるのか ・今後の問題点は何か

切です．処置が必要な足【図2，3】に対しては，実際に胼胝・鶏眼のトリミングや爪切りなどを実施し，処置を通して患者にセルフケア方法を指導していきます．セルフケア指導では，①患者自身がフットケアを行えるよう指導する，②リスクがあるケアは誰が行うかを決める，という2点が重要です．足は身体の末端にあるため，目視できない，手が届かないなどの理由により，患者自身でのケアが自傷行為となり危険な場合もあります．また，循環障害のある足はわずかな皮膚損傷から壊疽，切断などの経過をたどるリスクがあるため，安全なケア方法の指導を慎重に行います．足を守るために，家族や介護者の協力，フットケア外来の通院などを活用して，患者個々に合わせた適切で安全なケア方法を選択・実施します．そして足病変の重要な発生要因である靴に関する指導も必ず行います．正しい靴の選択や履き方は，患者の好みや習慣などが障害となり定着に困難を要するため，繰り返し根気強く指導をしていきます．

　最後に，フットケアは足を守るだけでなく，歩行を守ることでもあります．人生の最期まで歩いて寿命を全うするためには，歩行できる身体づくりが基本です．足病変を起こさない疾患管理のサポート，予防的フットケアの実施や啓蒙活動なども看護師が貢献できるフットケアチームでの役割です．

図2　胼胝多発，シャルコー変形

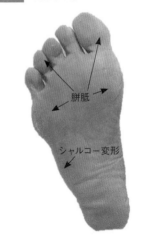

胼胝

シャルコー変形

図3　変形した趾，肥厚した爪

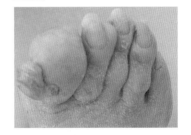

文献
1) 日本糖尿病教育看護学会（編）：糖尿病看護フットケア技術，第2版，日本看護協会出版会，2009．

橘　優子　順天堂大学医学部附属順天堂医院足の疾患センター

　看護師はフットケアチームにおいて，チームの連携をスムーズに行うための調整役，患者の足だけでなくその人全体をアセスメントする役割，そしてフットケアを提供する役割を担います．足病変の発生要因には生活環境・習慣が大きな影響を与えている場合が多く，看護師による療養指導，療養環境の調整は再発予防のため欠かすことができません．

Ⅱ─足の循環障害の治療

Q18 フットケアにおける形成外科の役割を教えてください

Q17 に述べられていたようにフットケアの最終的な目標は，チーム医療にて下肢を温存し歩行を維持するということです．形成外科は創傷の専門科であり，適切な創傷管理と外科的手技を実施し，できるだけ早く創を閉鎖するという重要な役目を担います．血流が十分にない創傷においては，血行再建を先に実施し，創傷に十分な血流を確保することが重要です．これらの理由から下肢救済治療において形成外科と血行再建を担う循環器内科や血管外科とのチーム医療は必要不可欠です．当院においては，CLTI 患者や糖尿病性潰瘍患者に対しては形成外科と循環器内科が中心となり他科と連携を図りながら診断〜治療〜予防までを行っています．参考のため糖尿病性足潰瘍の治療アルゴリズムを【図1】に示します[1]．糖尿病性潰瘍には神経障害と血管障害を主体とした潰瘍があり，これらの疾患背景を診断したのちに治療を実践します．当院においては形成外科が色で示した部分の役割を担い治療を行っています．血流が確保されている創傷においては，創傷管理を実施し，足趾の壊疽や欠損範囲が小さい場合には小切断術または断端形成を行います．創傷管理が十分でき，良好な肉芽が認められる潰瘍には植皮術を行います．組織欠損が大きく，腱や骨が露出して植皮術が困難な創傷には動脈皮弁形成術，筋皮弁形成術，マイクロサージャリーによる遊離複合組織移植などを実施する場合があります．血流が確保されているすべての創傷において組織欠損や創傷部位に適した手技を選択して実施します．治療した後もフットウェア，リハビリテーションを駆使して再発予防につとめます．

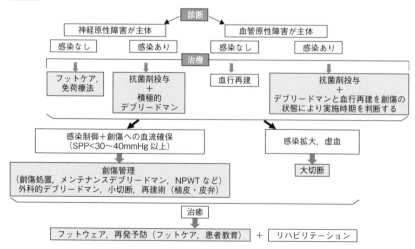

図1 糖尿病性足潰瘍治療アルゴリズム

図2　適切な創傷管理 'Wound Bed Preparation' とは

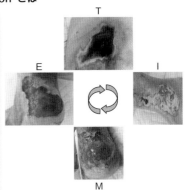

「TIME」の説明

T：Tissue non viable or deficient
　（壊死・不活性組織の管理）
　・デブリードマンの実施
I：Infection or inflammation
　（感染・炎症の管理）
　・抗菌薬の投与，洗浄などの実施
M：Moisture imbalance
　（滲出液の管理）
　・湿潤環境を維持する被覆材などの使用
E：Edge of wound-non advancing or undermined
　（創辺縁の管理）
　・肉芽形成促進をする NPWT などを使用

慢性創傷の創傷治癒阻害因子を除去し，創傷が治癒するための環境づくりをすることの概念である "TIME" を用いて実施する.

適切な創傷管理方法

　創傷管理とは，創傷治癒を阻害する因子を同定してこれを除去・是正し，創傷が治癒しやすい状況を整える Wound Bed Preparation（WBP）というマネジメントが基本になります．本概念は創傷管理方法を論理的かつシステマチックなアプローチ方法を用いて 2003 年頃に初めて提唱されました．そのシステマチックな傷のアプローチの仕方として，TIME を用いて説明されています[2]．TIME は創傷治癒を妨げる因子とその管理方法の総称であり，各管理方法の頭文字を使用して作成されています．その詳細を【図2】に示します．TIME コンセプトの T に示す壊死組織の除去術（デブリードマン）ですが，虚血がある創傷にデブリードマンを実施するのは壊死を拡大させてしまう可能性があるため，血流が確保されるまで基本的には実施しないようにします．虚血が認められる創傷に感染が併発する場合には，感染制御を目的としたデブリードマンを実施する場合があります．

文献
1) 田中里佳：【最新臨床糖尿病学　下―糖尿病学の最新動向―】糖尿病合併症・糖尿病関連疾患　各種糖尿病合併症の概念・成因・診断・治療　糖尿病性足病変とフットケア　糖尿病性足病変の治療　糖尿病性潰瘍患者に対する血管再生治療（細胞治療）. 日本臨床，**70**：493-498，2012.
2) Schultz GS, et al. : Wound bed preparation: a systematic approach to wound management. *Wound Repair Regen*, **11** (Suppl 1) : 1-28, 2003.

田中里佳　順天堂大学医学部形成外科学講座，順天堂大学大学院医学研究科再生医学，順天堂医院足の疾患センター

形成外科は潰瘍患者のチーム医療において創傷管理と外科手術を担い，できるだけ早く潰瘍が治癒することを目指して治療を行います.

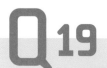

フットケアにおける循環器内科，血管外科の役割を教えてください

足を治療する前に全身疾患の評価・治療が必要

　足の血流障害がある患者は，その背景として糖尿病，高血圧，脂質異常症，腎機能障害など，または心臓や脳の血管障害を併発していることが多いです．足を治療する前にこうした病変の有無を評価し，しかるべき疾患があればその治療を優先します．とくに心機能が低下すると下肢の血流も悪化するため循環器内科を受診し，心疾患の評価・治療を優先する必要があります．まずは心電図，心臓超音波検査を施行し，不整脈が認められれば，薬剤投与やペースメーカー留置を考慮します．虚血性心疾患が疑われれば，胸部造影CT，冠動脈造影を施行し，有意な狭窄や閉塞病変が認められれば，経皮的冠動脈形成術を施行します．心臓弁膜症があれば，弁形成術を考慮します．

全身状態不良な場合は血管内治療，傷の状態が悪い場合は外科的血行再建術

　血流障害を伴う足に傷がある場合は，傷の処置をする前にまずは血行再建術が必要です．血流障害がある状態で傷の治療を開始しても傷が治ることは期待できず，逆にメスを入れることによって局所炎症や感染を招き，局所の血流障害をさらに悪化させる可能性があります．血行再建術は，大きく分けると血管内治療と外科的血行再建術があります．血管内治療とはカテーテル手術のことで，循環器内科医や血管外科医が施行しています【図1】．外科的血行再建術は，血栓内膜切除とバイパス術があり，血管外科医が施行しています【図2】．血管内治療を施行するか外科的血行再建術を施行するかは，病変部位や足部の病態，そして全身状態を考慮しながら選択します．糖尿病患者，透析患者が急増しているわが国においては，血流障害のみならず糖尿病性神経障害や感染などが複雑に絡み合う患者が急増しているため，それらの因子を考慮した血行再建が必要となってきています．足部局所因子（組織欠

| 図1 | 血管内治療 |

① 動脈狭窄部に，バルーンカテーテルを挿入

② バルーンを拡張させ，狭窄部を押し広げる

③ 続いて，ステントをかぶせたバルーンを挿入

④ バルーンを膨らませ，ステントを広げる

⑤ ステントが残り，動脈が広がったままの状態

図2 外科的血行再建術

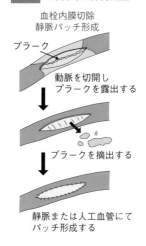

血栓内膜切除
静脈パッチ形成

プラーク

動脈を切開し
プラークを露出する

プラークを摘出する

静脈または人工血管にて
パッチ形成する

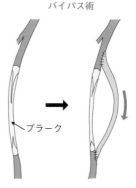

バイパス術

プラーク

プラークにより
動脈内腔が閉塞

人工血管または自家
静脈グラフトを血管
に吻合する

損の大きさや感染の程度），血管因子（虚血重症度，動脈の性状，静脈の質），全身性因子（全身状態，生命予後，ADL，下肢機能，認知機能）を患者ごとに考慮しながら血行再建を選択する必要があります[1]．創感染があったり創が大きかったりすると創治癒までに時間がかかるため，血管内治療よりも大量の血流を創部に供給することができるバイパス術を選択します[2]．しかし，バイパス術は血管内治療に比べ侵襲が大きいため，全身状態や生命予後不良，認知機能の低下している患者には不向きであり，血管内治療を選択します．

足の血流障害のみならず全身状態を考慮した治療が必要

足の傷を治療する際は，足の血流障害のみならず全身状態を考慮した治療が必要です．各患者の病態を考慮し，循環器内科医と血管外科医とが連携して治療しているのが現状です．

文献
1) Iida O, et al. : Three-Year Outcomes of Surgical Versus Endovascular Revascularization for Critical Limb Ischemia: The SPINACH Study (Surgical Reconstruction Versus Peripheral Intervention in Patients With Critical Limb Ischemia). *Circ Cardiovasc Interv*, **10**(12) : e005531, 2017.
2) Azuma N, et al.: Factors influencing wound healing of critical ischaemic foot after bypass surgery: is the angiosome important in selecting bypass target artery? *Eur J Vasc Endovasc Surg*, **43**(3): 322-328, 2012.

長崎和仁　下北沢病院血管外科，尾原秀明　慶應義塾大学外科

A

血流障害を伴う足に傷がある場合は，全身疾患を評価する必要があります．全身状態不良な場合は基礎疾患の管理と血管内治療，傷の状態が悪い場合は血管外科医による外科的血行再建術が必要となります．

II ― 足の循環障害の治療

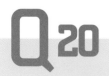

虚血肢の創傷は平均どれくらいで治りますか

　CLTIの潰瘍が発症した場合には，まず創傷に十分な血流を確保できるように血行再建を実施します．血行再建を実施しても，創傷に血流が届かなければ創治癒が得られません．近年，患者の高齢化，動脈硬化や透析の増加に伴い，膝下の広範囲な動脈硬化による虚血肢が多く，血行再建を実施してもすぐに再狭窄をしてしまうケースが少なくありません．バルーンによるカテーテル治療の再狭窄率は3カ月で68.8%，12カ月で74%という報告があり[1]，潰瘍を有する患者においては再狭窄が起こる前までに創治癒が得られるようにわれわれ形成外科は最善を尽くします．しかし，潰瘍治療経過中に再狭窄による創傷治癒遅延を認めたら，再度カテーテル治療を行います．Fernandezらはカテーテル治療後の111症例のCLTI患者を4年間調査し，41%の症例に完全創治癒を認め，治癒までの期間は平均10.7±7.4カ月であったと報告しています．症例は少ないもののカテーテル治療の効果がすぐに現れた群では治癒期間が4.4カ月であったと報告しています[2]．また，Chungらは146症例のCLTI患者を解析し，チーム医療を実施しなかった群の潰瘍治癒期間は652日±126.5日，チーム医療を実施した群は444.5日±33.2日であり，CLTIにおけるチーム医療の重要性を報告しています[3]．

　これらの結果からわかるように，CLTIの潰瘍は治りにくいです．**Q19**でも述べられていますが，創傷は血流がなければ治りません．CLTI潰瘍の治療においては，創傷を評価し，循環器内科もしくは血管外科に血行再建を依頼し血流改善を期待します．血行再建はできるだけ早い段階で実施したほうがよいですが，感染を併発している際は，感染制御を優先して行います．われわれは血行再建直後（同日）に実施しています．しかし血流が改善しない場合には，デブリードマンをした部位は壊疽が拡大する可能性があります．血行再建を何度実施しても血流が得られなければ壊疽は拡大するいっぽうであり，このような場合は最終的に下肢の切断を余儀なくされる場合が多いです．【図1】がそのような症例で，爪切りの際に傷ができ，最終的にそれを機に命を落とすことになりました．

　一方，小さい創傷ではカテーテル治療で十分な血流改善が得られた場合には，**Q18**で紹介したような創傷管理を実施することで再狭窄までに治癒が望めると思われます．しかし，足趾の壊疽やそれより大きな創傷で踵を温存できるような場合は，小切断と断端形成を実施します．この場合にはSPPやtcpO$_2$やカテーテル画像などの所見を参考に血流が認められる部位を同定し，その部位で切断や再建の手術を検討します．踵を温存できない場合には，膝下切断を実施する場合が多いです．【図2】のように虚血と感染を併発している症例においてもデブリードマンによる感染制御と血行再建による血流確保が十分にできれば足を温存することは可能であり，治癒期間は4カ月ほどかかりましたが，完全創治癒を得ることができました．本症例は，感染部分と壊死組織を除去した後，局所陰圧閉鎖療法（NPWT）を実施し，良好な肉芽が得られたため，植皮術を施行しています．

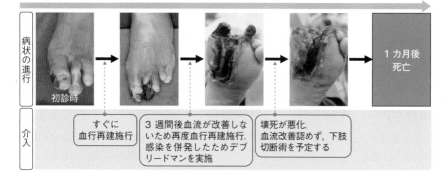

図1　治癒困難な虚血性潰瘍患者の経過

病状の進行

初診時　→　→　→　→　1カ月後死亡

介入

| すぐに血行再建施行 | 3週間後血流が改善しないため再度血行再建施行. 感染を併発したためデブリードマンを実施 | 壊死が悪化. 血流改善認めず, 下肢切断術を予定する |

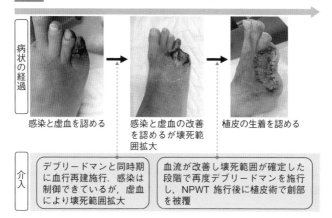

図2　治癒が得られた虚血性潰瘍患者の経過

病状の経過

感染と虚血を認める　→　感染と虚血の改善を認めるが壊死範囲拡大　→　植皮の生着を認める

介入

| デブリードマンと同時期に血行再建施行. 感染は制御できているが, 虚血により壊死範囲拡大 | 血流が改善し壊死範囲が確定した段階で再度デブリードマンを施行し, NPWT施行後に植皮術で創部を被覆 |

文献

1) Zeller T, et al. : IN.PACT Amphirion paclitaxel eluting balloon versus standard percutaneous transluminal angioplasty for infrapopliteal revascularization of critical limb ischemia: rationale and protocol for an ongoing randomized controlled trial. *Trials*, **15** : 63, 2014.
2) Fernandez N, et al. : Predictors of failure and success of tibial interventions for critical limb ischemia. *J Vasc Surg*, **52** : 834-842, 2010.
3) Chung J, et al.: Multidisciplinary care improves amputation-free survival in patients with chronic critical limb ischemia. *J Vasc Surg*, **61** : 162-169, 2015.

Ⅱ｜足の循環障害の治療

田中里佳　順天堂大学医学部形成外科学講座, 順天堂大学大学院医学研究科再生医学, 順天堂医院足の疾患センター

A

CLTIの潰瘍は治癒が困難であり, 治癒までの期間も平均が1年以上と長いです. チーム医療を実践し, 血行再建と創傷管理を駆使してCLTIの潰瘍治療に臨む必要があります.

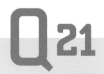

Q21

傷が治らない場合はどのようになりますか

治療できない傷

　傷が治癒するためには最低限の血流が必要とされています．PADに代表される足の循環障害を伴う場合，とくにSPPが40 mmHgを下回る場合，創傷治癒率が低下することが報告されています[1]．このままでは治癒困難なため，血行再建術が必要となります．血行再建の代表的な方法として血管内治療とバイパス術などの外科的治療が挙げられますが，患者の全身状態や併存疾患のため，どちらの治療も行えない場合があります．

　足趾が壊死となってしまった場合には切断術を考慮しますが，PADの結果として壊死となった場合には注意が必要です．黒くなった境界部分で切断しても虚血の状態では創部は治癒することなく壊死は拡大してしまいます【図1】．虚血性潰瘍に対するデブリードマンは，潰瘍の拡大をもたらし，さらに代謝需要の増加によって虚血を悪化させる可能性があるため，血行再建前のデブリードマンは，敗血症の要因となる感染した足のみに適応すべきであるとガイドラインにも記載されています[2]．

傷が治らない場合の対応

　PADで血行再建ができない場合，一般的には高位での大切断術が考慮されます．ただし大切断した場合の義足歩行獲得の成功率は高くありません[3]．しかし，全身状態不良のため手術ができない場合や切断により義足歩行獲得が期待できない場合などに，壊死組織を残したまま壊死境界部にカデックス軟膏やゲーベンクリームなどの抗菌性外用剤を塗布して感染を制御します．また，創部圧迫による悪化を避けるため除圧サンダルなどのフットウェアを使用します．踵部の潰瘍に対してベッド上ではHeelift®の使用も効果的です．

　壊死境界部での自己融解と上皮化をゆっくりと促進し，壊死部分が自然脱落するauto

図1	82歳男性，PAD，右第4・5趾壊死 既往歴：糖尿病，末期腎不全（維持透析中）

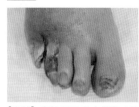

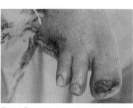

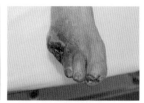

【術前】術前SPPは右足背/足底：13/32 mmHgであった．

【術中】右第4・5趾に小切断を施行した．

【術後】術後壊死が拡大した．

図2 95 歳女性，PAD，左前足部壊死，血行再建不能

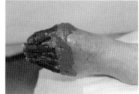 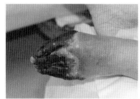 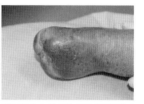

【治療前】MP 関節部まで黒色壊死している．

【治療中】壊死境界部にカデックス軟膏を塗布して経過をみた．

【治療 4 カ月目】MP 関節部で auto amputation に至った．

amputation を目指すこともあります【図2】．場合によっては壊死部分と共存しながら歩行機能を温存することも一つの選択肢となります．

文献

1) Castronuovo JJ, et al. : Skin perfusion pressure measurement is valuable in the diagnosis of critical limb ischemia. *J Vasc Surg*, **26** : 629–637, 1997.
2) Harriet W. Hopf, et al. : Guidelines for the treatment of arterial insufficiency ulcers. *Wound Rep Reg*, **14** : 693–710, 2006.
3) Fletcher DD, et al. : Rehabilitation of the geriatric vascular amputee patient: A population-based study. *Arch Phys Med Rehabil*, **82** : 776–779, 2001.

Ⅱ ─ 足の循環障害の治療

綾部　忍　八尾徳洲会総合病院形成外科

A

PAD では，デブリードマンによって壊死が拡大する場合があります．傷が治らない場合は，感染が悪化しないよう抗菌性外用剤を使用して慎重に経過をみましょう．壊死境界部での自己融解と上皮化をゆっくりと促進し，壊死部分が自然脱落する auto amputation を目指すこともあります．

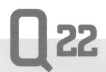

大切断について教えてください

切断の種類

下肢の切断は，下肢切断（足関節より近位部での切断）と足部切断（足関節より遠位部での切断）に大別されます[1]．大切断と小切断と呼び分けられることも多いです．また骨自体は切断せずに関節部で切り離して断端を形成する場合を関節離断，骨自体を切断して断端を形成する場合を切断と呼びます．詳細を【図】に示します[1]．

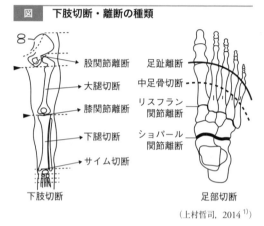

図 下肢切断・離断の種類

股関節離断
大腿切断
膝関節離断
下腿切断
サイム切断

下肢切断

足趾離断
中足骨切断
リスフラン関節離断
ショパール関節離断

足部切断

(上村哲司, 2014[1])

大切断は糖尿病足病変がきっかけ

全世界では20秒に1本の頻度で足が切断されているといわれています．そして下肢切断の約7割が糖尿病患者で行われ，そのほとんどは糖尿病足潰瘍がきっかけとなっています[2]．また糖尿病足潰瘍が生じた場合は，7～20％が下肢切断に至るともいわれています[3]．このため下肢切断にならないためには糖尿病足病変を予防または管理することが重要です．もし下肢切断に至った場合には，死亡率は術後1年で30％，3年で50％，5年で70％と報告されています[4]．また下肢切断により健側の足病変を発生するリスクが高まります．

大切断の適応は下肢救済の非適応を考えること

血行再建と創傷管理の治療連携によって多くの足が救われるようになりました．「なるべく遠くまで血流を通して断端を作る」ことは，生命予後から考えても機能的予後から考えても残存肢が長いほうが有利だからです．しかし徐々に，①治療期間の遷延，②廃用性機能低下，③全身状態不良，④高度足変形の遺残という新たな課題が発生してきました．これらの課題が解決されなければ患者の歩行や生活は守られず，下肢温存の意義は乏しくなります．

筆者が大切断を選択する基準として，前述した4つの課題がクリアできないと判断した患者においては大切断の相対的適応（つまり下肢救済医療の非適応）があると考えています．この場合，下肢救済のメリットが乏しいことを患者に伝え，大切断という選択肢も提示することが必要です．またこれを検討するにあたり多診療科，看護師，理学療法士，義肢装具士

が，それぞれの視点から総合的に評価することが必要になります．

　もちろん感染急性増悪症例（救命目的）や血行再建不能症例，広範囲壊死症例（治療目的）は絶対的な大切断の適応です．

大切断部位の決定

　切断部位を決定するにあたり血流評価としては，切断レベルの $tcpO_2$（30 mmhg 以上）やSPP（40 mmhg 以上）などが知られていますが，皮膚温も簡便かつ有用です．下肢を近位から遠位へ向かって触診していくと皮膚温が急に変化する場所が特定できます．また術中の出血量，筋組織の色調などによって切断レベルをより近位へ変更する可能性もあるため，事前に話しておく必要があります．

【サイム切断】

　筆者はほとんど行っていませんが，活動性が低くほとんど屋内移動が中心の患者に対する選択肢の一つと考えています．残存肢が長く踵部の厚い軟部組織を断端末荷重面として利用できることが利点と考えられます．一方，その他の軟部組織は薄く血流が乏しいため虚血肢には適さないこと，下腿義足に比べると選択可能な足部義足が限られることなどが欠点として挙げられます．

【下腿切断】

　安定した歩行が獲得しやすいことから大切断の第1選択と考えています．筋組織も豊富で血流も維持されやすい膝下 10 〜 15 cm の領域での切断が望ましいとされます．逆に5 cm 以下の短端，または軟部組織が乏しい遠位骨幹部での切断は推奨されません．デザインは血流の状況に応じて，前方と後方の皮弁を同等にする場合，後方皮弁を長くする場合，また前後ではなく斜めに皮弁を作成する skew flap など，さまざまな手技があります．

【大腿切断】

　血流の点から下腿切断では治癒が望めない場合に行います．下腿切断と比較すると，義足歩行を獲得することが非常に難しいといえます．切断レベルは膝上 10 cm から小転子下5 cm までの領域での切断が望ましいとされます．また歩行機能が喪失している患者の場合では，治療の確実性からあえて大腿切断を選択することも少なくありません．

文献
1) 上村哲司編：下肢救済マニュアル. p251, 秀潤社, 2014.
2) Armstrong DG, et al. : Clinical care of the diabetic foot. Second Edition, American Diabetes Association, 2010.
3) Frykberg RG, et al. : Diabetic foot disorders. J Foot Ankle surg, **45** : 1-66, 2006.
4) IWGDF : International consensus on the Diabetic Foot and Practical Guidelines on the Management and prevention of the Diabetic Foot, 2011.

菊池恭太　下北沢病院整形外科・足病総合センター

A

大切断は，足関節より近位部での下肢切断であり，糖尿病足病変が原因となることが多いです．下肢救済治療を行うことが困難または有益でないと判断される場合に適応となります．

II — 足の循環障害の治療

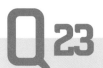
感染を合併している潰瘍の注意点は何ですか

感染した足潰瘍の特徴

　創部の発赤・熱感・疼痛や排膿，血液検査での白血球や CRP の上昇が一般的な感染徴候ですが，糖尿病患者では末梢血管障害と免疫不全のために典型的な症状を示さないこともしばしばあります．また末梢神経障害のために疼痛を感じない患者も多く，注意が必要です．糖尿病患者では，下肢の骨・軟部組織感染を生じる確率は健常人の 10 倍も高いといわれています [1]【図1】．潰瘍が深く，骨が触れる場合は骨の感染（骨髄炎）が疑われます．

　感染の一歩手前の状態である critical colonization [2] にも注意が必要です．創部の細菌が増殖し，創傷治癒に障害を及ぼし始める状態です．軽度の PAD のある患者では，陥入爪，靴ずれ，打撲などの軽微な外傷から感染を起こすことがあります．すると，虚血が一気に進み，感染と虚血を伴う潰瘍，壊疽となります．その後は血流不全のために発赤・熱感・腫脹，CRP 上昇といった感染徴候が隠れてしまうことが多く，critical colonization の状態になります．一見，感染が治ったようにみえますが，免荷不足や歩行，全身状態の悪化により，感染が再燃することがあります．末梢血行再建術により血流が回復した後，潜んでいた細菌が栄養分を得て一気に繁殖し，感染が再燃することもあります．感染歴のある創や，壊疽周囲の色素沈着や淡い発赤がある創では，critical colonization の状態である可能性が高いため注意が必要です【図2】．

| 図1　65歳男性，糖尿病 | 図2　76歳女性，糖尿病 |

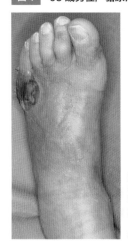

潰瘍周囲に発赤，腫脹を認め，採血で CRP16，WBC10,500 と炎症反応も高値であり，感染していることが容易にわかる．

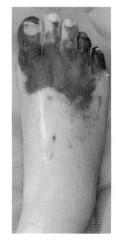

小さな潰瘍の感染から，PAD が進行して壊疽を生じている．一見，感染はないようにみえるが，壊疽の周囲には淡い発赤を認め，critical colonization の状態である．

感染を疑ったら行う検査

創部から排膿を認めた場合は，創部からの培養を提出し，起炎菌を同定することで感受性の良い抗生剤を選ぶことができます．また採血で白血球やCRPの上昇がないか確認します．骨髄炎を疑った場合はエックス線やMRIで評価を行います．エックス線は，骨が感染し破壊されなければ異常所見は映らないため，軟部組織感染の状態を把握するためにもMRIが有用です[3-5]．

感染を疑った場合の対応

歩行などの運動，入浴は感染が拡大するため中止し，感受性の良い抗生剤を投与します．創部を動かさないためにシーネで固定することもあります．膿が溜まっている場合は解放し，壊死組織を切除（デブリードマン）しますが，PADを合併している場合は注意が必要です．血流の悪い状態でデブリードマンを行うと虚血による壊死が進行するからです【図3】．そのため，足の傷をみたら，必ずPADがないか評価する必要があります（Q9，10参照）．PADを合併しているなら，血管内治療やバイパス術による末梢血行再建術を行って血流が回復してからデブリードマンを行います．

| 図3 | 78歳男性，糖尿病，透析 |

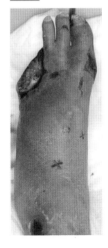

血流が不十分な状態でデブリードマンを行ったため，壊死が進行している．

Ⅱ ─ 足の循環障害の治療

文献

1) Gnanasegaran G, et al. : Diabetes and bone: advantages and limitations of radiological, radionuclide and hybrid techniques in the assessment of diabetic foot. *Minerva Endocrinol*, **34**(3) : 237-254, 2009.
2) Schultz GS, et al. : Wound bed preparation: a systematic approach to wound management. *Wound Repair Regen*, **11** : 1-28, 2003.
3) Fujii M, et al. : Efficacy of Magnetic Resonance Imaging in Diagnosing Diabetic Foot Osteomyelitis in the Presence of Ischemia. *J Foot Ankle Surg*, **52**(6) : 717-723, 2013.
4) Fujii M, et al. : Efficacy of Magnetic Resonance Imaging in Diagnosing Osteomyelitis in Dabetic Foot Ulcers. *J Am Podiatr Med Assoc*, **104**(1) : 24-29, 2014.
5) Fujii M, et al. : Surgical treatment strategy for diabetic forefoot osteomyelitis. *Wound Repair Regen*, **24**(2) : 447-453, 2016.

藤井美樹　順天堂大学大学院医学研究科再生医学／医学部形成外科講座

糖尿病患者では，足潰瘍が感染すると切断になる可能性が非常に高くなります．早期に発見して感染をコントロールすることが必須です．

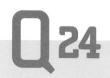

Q24

血行再建をすれば CLI は治りますか

はじめに

　CLI 患者に対して血行再建を行っても再度動脈の狭窄を起こすことはあります．バイパス術あるいは血管内治療を行い，血流が改善されて足趾の難治性潰瘍が治癒したとしても，安心せずに常に足への血流に注意を払っておくべきです[1]．

血管内治療とバイパス術

　CLI に対する治療には血行再建が必須です．血行再建には血管内治療とバイパス術があります．下肢へ行く動脈の流れが悪くなる，あるいは詰まる，ということを下水管にたとえると，血管内治療は下水管内の詰まったものを掃除してきれいにして流れをよくすること，バイパス術は詰まった管はそのままにして，横に新しい下水管を増設することに似ています．そのどちらが優れているかということよりも，どちらの治療がその患者に適しているかを見極めることが重要だということを飯田らは成書のなかで詳しく述べています[2]．

　また，飯田は別の成書でも，わが国における血管内治療後の長期成績を詳しく述べています[3]．膝下の病変に対して血管内治療を行った後，血管造影によるフォローでは 3 カ月後の再狭窄が 70％にもみられるという報告もあります[4]．

　また，自家静脈あるいは人工血管を使ったバイパス術は，血管内治療に比べると長期間開存率は優れるとされていますが，それでも吻合部の狭窄やグラフト内血栓のために長期成績には問題が残るといわれています[5]．

症例提示

　60 歳男性．2 型糖尿病と慢性腎不全で透析治療中．左足の第 1 趾が壊死してきたため紹介されて来院しました【図①】．SPP が 10 mmHg 代と低値だったため高気圧酸素治療を行い，40 mmHg となったため第 1 趾の切断術を行いました．しかし，創部の治癒が得られなかったため，循環器科で血管内治療を行いました【図②】．その結果，SPP 値が 44 mmHg まで上昇しました．感染，壊死した組織をデブリードマンして皮膚移植を行い，一時は創の閉鎖が得られました．しかし，4 カ月後に残っていた第 2 趾の黒色壊死と植皮片の一部に潰瘍が発生し，SPP 値は 30 mmHg まで低下していました【図③】．再度循環器科で血管内治療を行い，血流が改善した後に陰圧閉鎖療法を施行し，治癒が得られました【図④】．

　このように，血行再建をしてもその後に再度血流が悪くなることがあるので，日々足を診察し血流が悪くなっていないかを観察することが必要です．

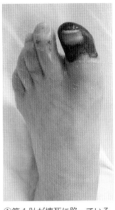

①第1趾が壊死に陥っている.

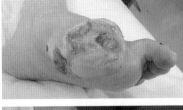

②第1趾切断後治癒が得られず, 血管内治療を施行した.

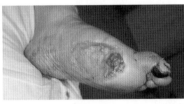

③一時治癒が得られたが, その後第2趾に壊死が進行し, 植皮片にも潰瘍が形成された.

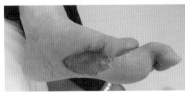

④2度の血管内治療の後, 皮膚移植を行い治癒が得られた.

文献

1) 相原有希子・他：複数回の血管内治療により救肢に成功した重症虚血肢の1例. 日本下肢救済・足病学会誌, **8**(1)：67-72, 2016.
2) 飯田　修, 南都伸介：重症下肢虚血（CLI）に対するカテーテル治療（腸骨動脈/大腿動脈/膝下動脈）／足の創傷をいかに治すか（市岡　滋, 寺師浩人編）, pp28-39, 克誠堂出版, 2009.
3) 飯田　修：第9章足病変に対する治療　3 虚血・循環障害に対する治療 C 血管内治療. フットケアと足病変治療ガイドブック（一般社団法人日本フットケア学会編）, pp187-193, 医学書院, 2017.
4) Iida O, et al.: Angiographic restenosis and its clinical impact after infrapoplitateal angioplasty. *Eur J Vasc Endovasc Surg*, **44**(4)：425-431, 2012.
5) 稲葉雅史：末梢血管バイパス手術／足の創傷をいかに治すか（市岡　滋, 寺師浩人編）, pp40-47, 克誠堂出版, 2009.

II 足の循環障害の治療

木村　中　函館厚生院 函館中央病院形成外科

血行再建には血管内治療とバイパス術があります. バイパス術を行ったほうが血流が長持ちするといわれていますが, それでも再狭窄することもあります. 血行再建後も注意深い足の観察が必要です.

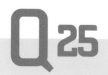

CLTI の潰瘍の再発率はどれくらいですか

CLTI における足潰瘍の再発率は 10.3 ～ 20% 程度と報告されています[1,2]。足潰瘍再発の要因として，血行再建を施行した下肢血管の再狭窄や透析患者，HbA1c 高値などが挙げられています。2016 ～ 2017 年の間に筆者が加療し，足潰瘍が治癒した CLTI 85 肢のなかで，足潰瘍の再発を認めたのは 28 肢で 33% でした。足潰瘍の再発原因について検討したところ，再建した下肢血管の再狭窄による CLTI 悪化が 10 肢と最も多く，靴ずれが 5 肢，歩行・荷重が 4 肢，その他は褥瘡や爪切りによる外傷などでした【表】。再狭窄は潰瘍再発だけでなく，大切断となる要因でもあり，早期に再狭窄を発見する必要があります。下肢血管内治療後，再狭窄は約 3 カ月で起こると報告されています[2,3]。

表	足潰瘍再発の原因（28 例）
CLTI 増悪	10
靴ずれ	5
荷重・歩行	4
褥瘡	3
heloma molle	1
熱傷	1
爪切り	1
爪の炎症	1
白癬	1
皮膚の亀裂（踵）	1

CLTI の潰瘍の再発における注意点

CLTI の潰瘍の再発の主となる原因は再狭窄です。いったん足潰瘍を形成すると，大切断となる恐れがあるため，足潰瘍が再発した場合は，真っ先に再狭窄を疑い，早期に治療を行う必要があります。再狭窄を起こした場合，足部の冷感，チアノーゼ，間歇性跛行，安静時疼痛（とくに透析患者は透析時に出現します）などの虚血症状が出現するため，そのような症状が出現したら，すぐに受診するよう患者に指導します。ただし糖尿病患者は，神経障害のため虚血症状を自覚しにくいことがあります。そのため定期的（3 カ月ごと）に受診してもらい，下肢血流を評価することも必要です。

また靴ずれや荷重・歩行などの足潰瘍の原因となるものを予防することも重要です。CLTI 治療において，足趾あるいは足部を切断し足変形を呈している場合が多いことに加え，足潰瘍が治癒した後の皮膚は瘢痕を形成し，硬く柔軟性が乏しいため，圧迫やずれにより容易に潰瘍を形成します【図】。そのため市販の靴ではなく，オーダーメイドのフットウェアを使用する必要があります。

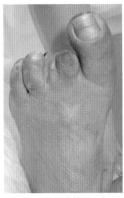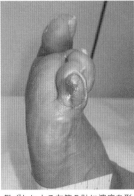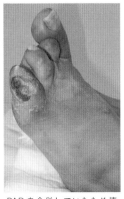

CLTI による足趾壊死のため
左第 2, 3 趾断端形成術を
行った.

靴ずれによる左第 5 趾に潰瘍を形
成した.

PAD を合併していたため壊
死となった.

文献

1) Faglia E, et al: Long-term prognosis of diabetic patients with critical limb ischemia -a popula-tion-based cohort study-. *Diabetes Care*, **32**(5) : 822-827, 2009.

2) Meloni M, et al: Recurrence of critical limb ischemia after endovascular intervention in patients with diabetic foot ulcers. *Adv Wound Care*, **7**(6) : 171-176, 2018.

3) Iida O, et al.: Angiographic restenosis and its clinical impact after infrapopliteal angiography. *Eur J Endovasc Surg*, **44**(4) : 425-431, 2012.

Ⅱ 足の循環障害の治療

辻　依子　神戸大学大学院医学研究科形成外科学分野足病医学部門

A

CLTI の潰瘍の再発率は海外の報告では 10.3 ～ 20%, 当院の再発率は 33% でした. 再発の原因は, 主として再建血管の再狭窄による CLTI 増悪が多いため, 再発予防のためには再狭窄の早期発見が重要です. また, 靴ずれなどの外傷も足潰瘍再発の原因となるため, オーダーメイドのフットウェアを使用し, 再発を予防することも重要です.

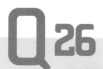

血管内治療と distal bypass 術は どのような患者に実施しますか

血管内治療とは，distal bypass 術とは

　動脈の狭窄，閉塞部位に対して行う血行再建の方法に，カテーテルで行う血管内治療と外科的なバイパス術があります．

　血管内治療は，局所麻酔下にカテーテルを穿刺して行い，バルーンやステントを用いて，狭窄，閉塞部位を拡張させます．手技時間は病変の状況によっては 2 ～ 3 時間かかることもありますが，外科手術に比べるととても低侵襲な治療です．新しいデバイスが続々と開発され，腸骨動脈，大腿膝窩動脈領域までは外科手術に匹敵する安定した成績が得られてきている一方，とくに CLTI の患者で多くみられる下腿動脈領域では，開存率が低いという問題をいまだに抱えています．

　バイパス術は，全身麻酔下で行われることが多く，皮膚を切開して動脈を露出し，大伏在静脈など自己の静脈（自家静脈）や人工血管などをグラフトとして縫合して迂回路を作成します．病変部位や長さで，バイパスする部位や距離が変わりますが，CLTI の患者では末梢吻合部が下腿や足関節付近の細い動脈になることが多く，それを distal bypass 術と呼びます．Distal bypass 術は，約 5 ～ 6 時間を要することが多く，血管内治療と比較すると侵襲は大きいですが，虚血部に得られる血流量は多く，長期的な開存性も良好です．一方，CLTI に対する血管内治療は，侵襲は小さいですが，得られる血流量と開存性は distal bypass 術よりも劣るといえます．

どのように術式を選択するのか

　CLTI による壊死部分からの感染により全身状態が悪く，救肢よりも救命が優先される状態，寝たきり状態，高度認知症などの患者では，血行再建よりも最初から大切断が検討されます．血行再建の適応がある患者に対しては，【図】のような治療戦略が考えられます[1]．動脈病変が軽度・中等度（狭窄あるいは短区域の閉塞）であれば血管内治療を選択します．重度（長区域の閉塞）の場合は，distal bypass 術に必須となる大伏在静脈が使用可能で，かつ耐術能があれば distal bypass 術を選択します．しかし，大伏在静脈が使用不可能な場合（すでに使用済み，あるいは径が細すぎるなど）や，年齢や併存疾患の状況から外科手術のリスクがとても高い場合は血管内治療を選択します．ほとんどの CLTI 患者の動脈病変は長区域の閉塞であり，また高齢，糖尿病，透析など，外科手術のリスクを抱えている患者が多いため，この戦略に基づくとほとんどの患者が血管内治療の対象となってしまいます．しかし，実際の臨床の現場では，さらに CLTI による壊死範囲や感染の有無なども考慮して，症例ごとに詳細な検討が行われています．例えば，壊死範囲が広く傷を治すためにより多くの血流が必要な場合には，外科手術のリスクが高くても，麻酔科と連携して慎重な全身管理のも

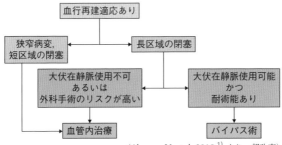

図 CLTI に対する血行再建の治療戦略

（Aboyans V, et al. 2018 [1] より一部改変）

とに distal bypass 術を行うこともあります．また初期治療で血管内治療を行っても，再狭窄，再閉塞などにより十分な改善が得られないときには，血管内治療を繰り返すだけでなく，途中で distal bypass 術に切り替えることもあります．CLTI 患者は病変部位や患者背景が非常に複雑で多岐にわたっているため，どちらか一方の治療方法だけでは到底太刀打ちできません．常に血管内治療と distal bypass 術両方のオプションを柔軟に使い分ける必要があります．

文献

1) Aboyans V, et al.: 2017 ESC Guidelines on the Diagnosis and Treatment of Peripheral Arterial Diseases, in collaboration with the European Society for Vascular Surgery (ESVS). *Eur Heart J,* **39** (9) : 763-816, 2018.

Ⅱ—足の循環障害の治療

松原健太郎　慶應義塾大学外科

A

動脈病変が軽度・中等度，あるいは外科手術のリスクがとても高い場合には血管内治療が選択され，動脈病変が重度で耐術能があり，大伏在静脈が使用可能な場合には distal bypass 術が選択される傾向があります．しかし，患者の全身状態や創部の状態を総合的に考慮した，柔軟な対応が必要です．

Q27 デブリードマンのタイミングを教えてください

デブリードマンとは

　日本皮膚科学会による『創傷・褥瘡・熱傷のガイドライン』では，デブリードマンとは「死滅した組織，成長因子などの創傷治癒促進因子の刺激に応答しなくなった老化した細胞，異物，およびこれらにしばしば伴う細菌感染巣を除去して創を清浄化する治療行為．①閉塞性ドレッシングを用いて自己融解作用を利用する方法，②機械的方法（wet-to-dry dressing，高圧洗浄，水治療法，超音波洗浄など），③蛋白分解酵素による方法，④外科的方法，⑤ウジによる生物学的方法などがある」[1] と定義されています．

なぜデブリードマンが必要か

　人体を構成している細胞はいったん死亡してしまうと生き返らせる方法はありません．植物では枯葉は枝から離れて落ち葉となり新芽に置き換わります．人間では，かさぶたが皮膚細胞に再生されるのではなく，はがれたかさぶたの下に新しい皮膚ができているという現象を目にすることになります．この際に必要なのは，壊死した組織が適切なタイミングで自然にもしくは人工的に除去されることです．壊死した組織がその場所にずっとあると，次の細胞が増える場所がなくなるだけでなく，壊死組織の中に繁殖した細菌が体内に侵入して感染を引き起こし，壊死の範囲が広がるなどの問題が生じるのでデブリードマンが必要となります．みかん箱の中に腐ったみかんが1つあると周辺のみかんが急速に悪くなる現象に似ています．

どのような時に細胞が壊死するのか

　われわれの皮膚は正常な状態では一定期間で新しい細胞に置き換えられています．皮膚の細胞は死ぬとフケや垢になります．われわれは入浴して頭にはシャンプーをし（化学的デブリードマン），体には垢スリ（機械的デブリードマン）をしますが，皮膚に溜まった垢を除去せずにいると雑菌が繁殖して炎症を起こし，かゆくなることを経験します．こうした正常の細胞死とは別に，傷から入ったバイ菌により細胞が破壊されたり（野菜の虫食い），血流が途絶えて細胞が壊死したり（植物の立ち枯れ）するといった現象も起こります．本項では血流が途絶えた場合の壊死について考えます．

どこまでが壊死組織で，どこからは生きているのか

　足の血管が詰まるなどして血流が途絶えた場合に，ただちに足がすべて壊死するということは起こりません．人間の体は何本もの血管が補い合いながら血液を循環させているため，実際には血管が詰まった場所より末梢側で組織の壊死は起こります．この壊死した部分と生

きている部分の境界線がはっきりしてくる時期を「デマルケーションがついた」と表現します．これを確認する方法としては，皮膚色が黒色に変化している部分の境界周辺の皮膚血流を計測することで，その場所が壊死していくのか，生き延びるのかという予測が可能になります．具体的には，SPP 検査，tcpO$_2$ 検査，LSFG（Laser Speckle Flowgraphy）検査などで確認することができます．

1 期的に治療される場合と 2 期的に治療される場合の違い

デマルケーションが判明しており，生きている側の皮膚を縫合することで傷が治せると判断された場合には 1 期的手術治療法が選択されます．一方で，デマルケーションがまだはっきりとしていなかったり，深部に感染が及んでいると判断されたりした場合には，膿やバイ菌が体の外に排出されるように皮膚切開をしてドレナージされる状態をつくっておき，感染や壊死の進行が治まったタイミングで 2 期的に閉創手術を行う手順が選択されます．

壊死組織がある状態でのリハビリテーション（リハ）は可能か

大分岡病院では ADL 維持のために壊死組織がある状態であってもリハ介入を行う場合があります．入院時に下肢の壊疽病変に対して医師は下肢血流と壊死組織周囲への感染の広がりをチェックし，切開排膿の必要性・閉創方法・安静が必要な期間などの治療計画を立てます．理学療法士は，入院時点の ADL と医師が示した治療計画から，安静期間に進行する廃用により歩行能力を失ってしまうまでの時間を予測します．この両者の見解をすり合わせて，壊死組織がある状態，虚血や感染が残っている状態であっても，あえて安静とせずに理学療法に踏み切るケースがあります．創傷治癒には患部を安静に保つほうが有利ですが，この安静期間の廃用進行により歩行能力を失ってしまうことがないように，リスクを承知でリハを優先するという点で危険を伴っているといえます．

文献
1）日本皮膚科学会：創傷・褥瘡・熱傷のガイドライン．https://www.dermatol.or.jp/uploads/uploads/files/guideline/wound_guideline.pdf（2022 年 2 月閲覧）

松本健吾　敬和会 大分岡病院創傷ケアセンター，旭川医科大学心大血管外科学講座

下肢の血流や感染・全身状態などから，壊死組織を除去して傷を治すことができると判断された時期に行われます．医師・患者と相談の上で，この時期にあえて理学療法が実施されるケースもあります．

Ⅱ　足の循環障害の治療

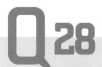

傷ができたとき（傷をみつけたとき）にはまずどうすればよいですか

　傷ができたときや，傷をみつけたときは，①そのことを他の医療従事者（看護師や医師）に伝え，②患者とその家族に傷ができた（みつけた）ことを説明し，その治療を目的にかかりつけ医や近医療機関（糖尿病内科，形成外科，皮膚科など）をできるだけ早く受診することを勧めなければなりません．

傷ができたとき，傷をみつけたときの具体的な行動

　明らかな外傷〔リハビリテーション（リハ）中の転倒や打撲〕で，出血を伴うものであれば水道水で洗浄し，数分圧迫して止血を確認後，清潔なガーゼで覆います．軽微なものであれば医師の診察が絶対に必要というわけではありませんが，そのことを他の医療従事者（看護師や医師）に伝えてください．また次回必ず「傷」を観察して，受傷時の状態と比較してください．悪化していれば治療が必要です．患者，家族にその旨を伝え，医師の診察の手続きを行ってください．

　もしもリハの初回もしくは開始前に「傷」をみつけたら，「傷」があってもリハを行うのか，行うとすれば除圧するのか，除圧するのであれば何をどのように使用するのかを処方した医師に確認します．

　またその「傷」は，足に体重がかかる（歩く）ことによって悪化する可能性があります．医療機関受診までは，「傷」を清潔に保つ（シャワーや流水で洗浄してガーゼなどで覆う）指導をする，歩行を制限する，歩行補助具（杖，車椅子など）を使用する，除圧する（医療用フェルト*や中敷）など，「傷」にかかる負担を軽減する処置を行います．足底や趾などの荷重部では，「傷」の上のガーゼや被覆材により，さらに強く圧迫されることもあります．よく観察して「傷」を除圧します【図】．

「傷」？　足病変？

　「傷」の原因は，外傷（転倒，打撲など），靴ずれ，熱傷，巻き爪，深爪，褥瘡などですが，いつできたかわからないけれど，今気づいたということは珍しくありません．自分の足を毎日観察する人は少数ですし，糖尿病足病変では神経障害によって痛みを感じないため，「傷」自体があるかどうかがわからなかったり，網膜症や白内障でみえにくい方もいます．その「傷」は最近できたものではなくて，糖尿病の合併症や感染，PAD が原因で治癒していないのかもしれません．その場合には，それは今までは治っていた「傷」ではなく，今回は足病変であり，悪化して趾や足自体を失う可能性があります．とくに PAD による「傷」の治療には軟膏や創傷被覆材はまったく効果がなく，血行再建術（バイパス術やカテーテル治療）が絶対必要であり，専門医療機関でしか実施できません．1 日も早く医師の診察を受けるべきであり，患者と家族に受診を促します．

図　医療用フェルトでの除圧

傷

傷を踏まないように傷の部分を切り抜いた
医療用フェルトを貼付

理学療法士の役割

　早期発見，早期治療が必要な「傷」ですから，観察が必要です．理学療法士としては関節可動域や筋力，歩容のチェック，とくに足の変形は足趾変形（claw toe, hammer toe, mallet toe）や外反母趾，内反小趾，凹凸足変形などの他に，さらに皮膚の状態，趾，趾間を含めて乾燥，発赤，角化，肥厚，胼胝，鶏眼，水疱，爪病変（肥厚，白濁，破折，巻き爪，深爪など），びらん，潰瘍の有無などをチェックする必要があります．できれば記録し，前後と比較できるようにしておくと予防や早期発見の助けになります．このような足の定期観察は足病変の予防に有効です（『糖尿病診療ガイドライン 2019』CQ11-2：推奨グレード A，合意率80％）．リハの開始時，終了時に必ず靴，靴下を脱がせて足を観察します．また靴の状態も観察し，内部やソールの磨耗や浸出液や血痕，異物の有無をチェックします．より良いものを勧めたり，靴を調整したりできるようになることが重要です．

　『糖尿病診療ガイドライン 2019』の CQ-5「ハイリスク患者に対するフットケアは足潰瘍の予防や救肢に有効か？」に対するステートメントは，「ハイリスク患者に対するフットケアは足潰瘍の予防や救肢に有効である」で推奨グレード A，合意率 100％です．理学療法士が足や歩行を評価すること，リスクを判断し免荷を図ることにより，医師や看護師と連携し，多職種によるフットケアが実践できるようになります．

*フェルトは，除圧フェルト，免荷フェルト，フェルトパッドなど，さまざまな用語が用いられておりますが，本書では総称して「医療用フェルト」と表現しました．

文献
1）日本糖尿病学会：糖尿病診療ガイドライン 2019．pp183-199，南光堂，2019．

古川雅英　敬和会 大分岡病院創傷ケアセンター

A

歩行は足の「傷」においてはリスクです．他の医療従事者と情報を共有し，悪化しないように細心の注意を払わなければなりません．

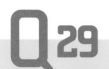

循環障害の足病変の予防的手術は可能ですか

予防的手術とは

　足病変の発生には血行障害や感染が大きく関連しますが，胼胝や潰瘍を発生する元となる足部の変形があることも大きなリスクです．足部の変形とは外反母趾や内反小趾でなく，claw toe や mallet toe，hammer toe などの足趾変形や，足関節の背屈可動域制限も含みます．そのような変形に対して装具や医療用フェルトを用いて潰瘍発生部位を免荷するだけでなく，外科的に変形を修正することによって胼胝や潰瘍の発生を予防することを，予防的手術（prophylactic surgery）もしくは外科的免荷（surgical off-loading）といいます．

　米国足病外科学会（American College of Foot and Ankle Surgery；ACFAS）では足病変に対する外科手術が【図1】のように分類されています．また欧州の糖尿病足病変のワーキンググループ（The International Working Group on Diabetic Foot；IWGDF）のガイドラインでは【図2】のように推奨文として予防的手術が取り上げられています．

予防的手術の適応

　糖尿病性神経障害によって治癒後にも足病変が再発を繰り返す症例ならびに装具による除圧，免荷に抵抗する難治性の症例が良い適応です．ただし，CLTI の症例に対して不用意に足趾の変形修正をして創治癒が遷延することは避けなければいけません．

　循環障害がある症例では，まず血行再建を行って血流障害を改善してから，予防的手術を行うことが大前提となります．血行再建後も足底足背の SPP が 40 mmHg 以上であるだけでは不十分です．例えば，足趾の手術であれば足底足背の血流が良くても趾動脈が閉塞している場合もあります．趾動脈がサウンドドプラーで聴取できないようであれば，血管造影によって手術をする範囲に血行があるかどうかを確認することが必要です．

どのような変形が修正できるか

　変形が徒手的に整復可能（flexible）か，それともすでに拘縮によって整復不能（rigid）かによって術式は変わりますが，mallet toe により足趾趾尖部に潰瘍を繰り返す症例，MTP 関節が背側に脱臼して中足骨骨頭部が底屈し MTP 関節の底側，DIP 関節や PIP 関節の背側に胼胝ができる症例，足趾が交差することによって潰瘍を何度も繰り返す症例，外反母趾により MTP 関節の内側に繰り返す潰瘍などの足趾の変形は，足趾の関節形成や骨切り術，腱切離術などで修正可能です．

　完全に拘縮している症例には，突出した骨を削ることで対応する場合もあります．また，足関節の背屈制限によって前足部に潰瘍や胼胝を繰り返す症例などには，アキレス腱や腓腹筋の延長術を行う場合もあります．

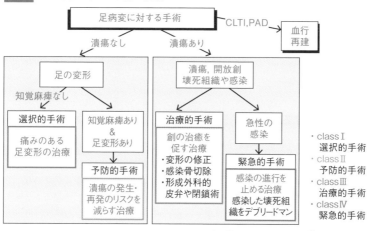

図1　足病変に対する手術の種類

足病変に対する手術 — CLTI,PAD → 血行再建

潰瘍なし
　足の変形
　知覚麻痺なし
　　選択的手術
　　痛みのある足変形の治療
　　知覚麻痺あり&足変形あり
　　　予防的手術
　　　潰瘍の発生・再発のリスクを減らす治療

潰瘍あり
　潰瘍, 開放創壊死組織や感染
　　治療的手術
　　創の治癒を促す治療
　　・変形の修正
　　・感染骨切除
　　・形成外科的皮弁や閉鎖術
　　急性の感染
　　　緊急的手術
　　　感染の進行を止める治療
　　　感染した壊死組織をデブリードマン

・classⅠ　選択的手術
・classⅡ　予防的手術
・classⅢ　治療的手術
・classⅣ　緊急的手術

(Frykberg RG, et al. 2006 [1] より一部改変)

もちろんシャルコー変形のような大きな変形も外科的に修正を行うことが必要です.

予防的手術の効果

歩行によって靴のアッパーや足底にこすれて発生する潰瘍は予防できる見込みが高いです. また, 神経障害が強い症例においては装具が不要になるということはありませんが, 装具の適合を改善し, 免荷のために必要な装具をより小さくすること（短下肢装具→整形靴, また整形靴→インソール）は可能です. 装具を軽く, 小さくすることで装具に対する患者のアドヒアランスの向上が見込めます.

図2　ガイドラインにおける予防的手術

ハイリスクな糖尿病患者における

足底潰瘍　　　hammer toe 足趾潰瘍 潰瘍前病変

で保存的治療によって治癒しない場合には

アキレス腱延長 関節形成 中足骨骨頭切除 骨突出切除

屈筋腱切断術

を再発予防のために　　を発生予防のために考慮する

(Bus SA, et al. 2016 [2] より一部改変)

文献
1) Frykberg RG, et al. : Diabetic foot disorders. A clinical practice guideline (2006 revision). *J Foot Ankle Surg*, **45**(5 Suppl)：1-66, 2006.
2) Bus SA, et al. : IWGDF guidance on footwear and offloading interventions to prevent and heal foot ulcers in patients with diabetes.International Working Group on the Diabetic Foot. *Diabetes Metab Res Rev*, **32** Suppl1：25-36, 2016.

菊池　守　下北沢病院

A

足病変の予防的手術は循環障害がある状態ではできません. 十分な血行再建と術前の評価を行った上で実施する必要があります.

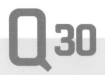

Q30 陥入爪にはどのような処置を行いますか

虚血肢の爪に対する侵襲的処置は禁忌

　陥入爪とは爪の縁が湾曲し外側の皮膚（側爪溝）に食い込んだ状態のことで，第1足趾（母趾）に好発します[1]．食い込んだ爪により皮膚が炎症を起こして肉芽を形成すると，強い痛みを伴います．一般的に「巻き爪」という名称が広く浸透しているようですが，巻き爪は爪の端が内側に湾曲し丸みを帯びた変形をしている状態のことを指し，陥入爪と区別されます．発生原因には諸説あります．過体重やハイヒール，窮屈な靴による爪への外力，遺伝（爪甲の菲薄），不適切な方法での爪切り，歩行障害（寝たきり，骨折），外傷等で陥入爪は生じます[2,3]．

　陥入爪の治療は通常，器具を用いた爪の矯正等の保存的治療や，外科手術を行います．しかし，足部に血流障害のあるCLTI患者では，侵襲的処置により生じた非常に小さな創でも，難治化したり増悪したりすることがあるため，手術や外科的処置は原則として禁忌です．そのため，CLTI患者に生じた陥入爪に対しては保存的処置が必要となります．

　軽症例ではステロイドと抗菌薬の外用剤のみで治癒することもありますが，テーピング法やコットンパッキング法により皮膚への食い込みを緩和することで，痛みと炎症を早期に改善できる場合もあります．爪の長さに余裕がある場合は弾性ワイヤーを用いた矯正を行います．ワイヤーの種類は複数あり，矯正力や爪の形状，矯正をかける場所に応じて選択します．矯正が困難となると手術以外に選択肢がなくなるため，CLTI患者においては日ごろから爪のケアを行い，陥入爪の予防や早期発見による介入が必要となります【図1】．

図1　陥入爪の保存的治療法

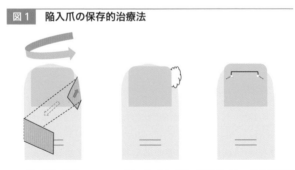

テーピング法　　　　　コットンパッキング法　弾性ワイヤーによる矯正
（側爪郭の皮膚を牽引）

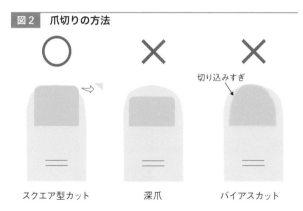

図2　爪切りの方法

切り込みすぎ

スクエア型カット　　　深爪　　　バイアスカット

ネイルケアのコツ

　陥入爪の予防も含めて，爪のケアで最も重要になってくるのは「適切な爪切り」です．爪切りの基本はスクエア型カット（スクエアオフ）で，深爪や両サイドを切り込みすぎてしまうバイアスカットは陥入爪の再発・悪化につながります【図2】．

　また，使用する爪切りについても注意が必要です．よくみかけるオーソドックスな梃子式爪切りは，周囲の爪のひび割れや皮膚の損傷のリスクもあるので望ましくありません．必要に応じてグラインダーや爪やすりで硬い部分や厚い部分を削った後，ニッパー型の爪切りを用いると比較的安全に切ることができます．いずれの処置時にも爪下の皮膚を傷つけないよう細心の注意を払って行う必要があります．また，高齢者や糖尿病による網膜症，白内障を合併している患者では，視力が低下しており適切な爪切りができないこともあるため，家族や関係者に処置をお願いするようにします．

文献
1) 清水　宏：あたらしい皮膚科学．第2版，p353，中山書店，2011.
2) 波床光男・他：陥入爪の臨床的検討　原因と治療について．皮膚科の臨床，**30**：1145-1148，1988.
3) 児島忠雄・他：Incurvated nail の検討と治療成績．形成外科，**24**：454-459，1981.

福田太郎　順天堂大学医学部形成外科学講座

CLTI 患者の陥入爪に対しては非侵襲的な処置を心掛けます．陥入爪の予防，再発防止のため，ネイルケア，とくに正しい爪切りの方法に習熟する必要があります．

Q31 植皮や皮弁をした足の注意点を 教えてください

傷をふさぐ手術

足は周囲の組織が少ないため，傷をふさぐ組織が足りなくなることが多く，その場合は，植皮術や皮弁術など体の別の部位から組織を採取し，移植する必要があります．植皮術は皮膚（植皮片）を移植する手術で，皮弁術は皮膚や皮下脂肪，筋肉などを一塊として移植する手術です．荷重部以外では植皮術が選択されますが，足の切断端や足底，踵などの荷重部では，植皮術を行うと【図1】のように胼胝と傷の再発を繰り返すため，皮下脂肪や筋肉がクッションとしての役割を果たす皮弁術が選択されます．

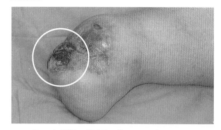

図1　植皮術後

ショパール切断後，植皮術が行われた症例．丸部分が荷重部であり，胼胝と傷を繰り返すため，遊離皮弁による再建を計画した．

植皮術

植皮片には血流はありませんが，移植すると植皮片と傷の間に毛細血管のネットワークが形成され，10〜14日間で体の一部として生着します．植皮片が生着するまでの間は患肢の挙上と安静が必要です．患肢を下垂したり植皮片に外力が加わったりすると，植皮片と傷の間に血腫が生じて毛細血管のネットワークが形成されないため，植皮片が生着せずに壊死し，脱落します．

皮弁術

皮弁術には，傷の周囲の組織を利用する有茎皮弁【図2】と，体からいったん切り離した後に皮弁の動静脈と傷の近くにある動静脈を顕微下に吻合して移植する遊離皮弁【図3】があります．植皮片とは異なり皮弁には血流があり，血流を供給する部分を茎といいます．有茎皮弁では周囲の組織と連続している部分が，遊離皮弁では吻合した動静脈が茎に該当します．植皮術と同様に術後2週間は患肢の挙上と安静が必要です．患肢を下垂すると，皮弁の浮腫やうっ血が起こり，皮弁の血流が不安定になります．また，外力や血腫により茎が圧迫されると，皮弁へ血流が供給されなくなり，数時間で皮弁の壊死が始まります．

図2　有茎皮弁の術中所見

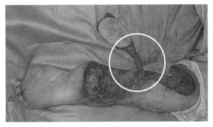 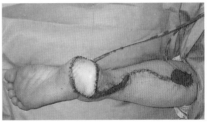

腓腹部から逆行性腓腹皮弁を挙上した.
丸部分が皮弁に血流を供給する茎.

逆行性腓腹皮弁を移動し踵を再建した.

図3　遊離皮弁の術中所見

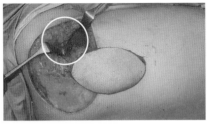 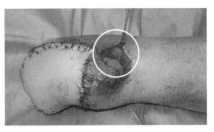

上背部から遊離肩甲皮弁を挙上した.
丸部分が肩甲皮弁に血流を供給する茎.

遊離肩甲皮弁を移植し足の切断端を再建した. 丸部分
で皮弁の肩甲回旋動静脈と前脛骨動静脈を顕微鏡下に
吻合した.

石川昌一　埼玉医科大学形成外科・美容外科

植皮や皮弁が生着するために術後2週間は患肢を挙上し安静にします.

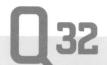

TCC（total contact cast）について
教えてください

末梢神経障害に伴う潰瘍 [1]【図1】

　末梢神経障害は循環障害と並び，糖尿病患者における下肢潰瘍の主要な原因の一つです．糖尿病が進行すると末梢神経障害を生じます．運動神経障害により足部の内在筋は萎縮し，さらに足の屈筋群と伸筋群の間に筋緊張の不均衡を生じます．その結果，hammer toe や claw toe をはじめとするさまざまな足部変形を生じます．変形が進むと足底部の圧が上昇し，それに反応して胼胝が形成されます．さらに悪化すると潰瘍を生じます．また知覚神経障害も合併するため潰瘍を生じても痛みを感じることがなく，潰瘍が難治となります．潰瘍の好発部位は足底部のほかに足趾先端や PIP 関節背側などがあります．

図1　末梢神経障害に伴う潰瘍

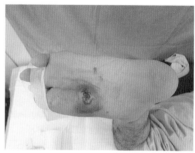

末梢神経障害に伴う足部変形があり，骨突出部に潰瘍を生じている．

TCC とは

　TCC とは，骨折の治療に用いられるギプス固定を足病変の治療に応用したものです．糖尿病性神経障害に伴う足底部の潰瘍に対し，足底部を除圧する目的でおもに用いられます．足部から下腿部までギプスを巻くことにより荷重が下腿部に分散され，足底部にかかる圧と剪断力を軽減することができます．現在では TCC は末梢神経障害に伴う足底部潰瘍の治療のゴールドスタンダードとされています [2]．ほかの適応としては，非感染性の骨・関節破壊であるシャルコー関節症の急性期から亜急性期において，さらなる骨・関節破壊を予防する目的で使われます [3]．

TCC の巻き方【図2】

①患者に腹臥位になってもらい，膝を 90 度曲げた状態にします．足底部の潰瘍にドレッシングを貼付し，足底部に医療用フェルトを貼付します．潰瘍部とその周囲のみ医療用フェルトをくり抜くことで潰瘍部を除圧します．

②足から下腿まで筒状包帯を巻き，その上から脛骨粗面，内果，外果，足背部などの骨突出部に医療用フェルトを貼付し保護します．

③綿包帯で全体を保護します．

④ギプスを巻き，形を整えます．

図2 TCC の巻き方

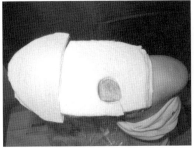

足底部に医療用フェルトを貼り，潰瘍部をくり抜いて除圧する．脛骨粗面，内果，外果，足背部にも医療用フェルトを貼付する．

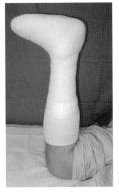

足から下腿までギプスを巻き，形を整えて完成．

TCC を使用している期間はキャストシューなどを履いてもらい，歩行を許可します．また，TCC は1週間ごとに巻き直します．

TCC の禁忌 [3]

TCC の欠点は，巻いている間に創部の観察やドレッシング交換ができないことです．したがって，深部感染や壊疽がある場合は TCC を行うことができません．また，著しい循環障害がある場合も壊疽を生じる危険性があるので禁忌となります．さらに，相対的な禁忌として，下腿の浮腫が著明な場合，皮膚が著しく脆弱な場合，歩行が不安定で転倒するおそれがある場合，アドヒアランスが悪く，定期的な受診をしてもらうことが期待できない場合などは避けたほうがよいでしょう．

文献
1) 森脇　綾，寺師浩人：病因と病態に基づいた糖尿病性足潰瘍の治療戦略（神戸分類）．*PEPARS*，**85**：1-10，2014.
2) Baranoski S, Ayello EA: Wound Care Essentials. 4th edition, Wolters Kluwer, pp413-414, 2016.
3) Bowker JH, Pfeifer MA: Levin and O'Neal's The Diabetic Foot. 7th edition, Mosby, pp287-304, 2007.

佐藤智也　埼玉医科大学医学部形成外科・美容外科

A

末梢神経障害のある患者は循環障害と異なるメカニズムで潰瘍を生じます．TCC はギプスを巻くことにより荷重を分散する方法で，末梢神経障害に伴う潰瘍の治療のゴールドスタンダードです．ただし，感染や壊疽がある場合，循環障害が著しい場合には適応できません．

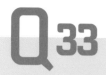

足浴は有効ですか

足浴の目的と方法およびリスク

　皮膚の清潔を保ち生理機能を維持するために，日々の「洗浄」は必要不可欠です．とくに足部は発汗も多く，汚染されやすい部位でもあるため，糖尿病性足潰瘍や虚血性潰瘍の患者における創の管理において洗浄は重要な処置となります．

　通常は入浴時に足洗浄を行うことが多いですが，ADLの低下などで入浴やセルフケアができない場合には「足浴」という手段があります．シャワー浴が中心の欧米に対し，もともとバスタブでの入浴の習慣がある日本で普及してきた方法ですが，創洗浄の効果と足部の血流改善効果が報告されています[1]．

　約39℃のぬるま湯をビニール袋を被せた足浴用のバケツに入れ，5分程度足を浸し（角質の肥厚がある場合は長めに），洗浄剤（石鹸・合成洗剤）を用いて優しく泡で足全体を洗います．趾間や爪周囲は汚れが溜まりやすく，白癬菌などの感染リスクも高い部位であるため柔らかいガーゼなどを用いて入念に洗います．洗浄剤の洗い残しがあると皮膚炎をきたすことがあるため，バケツとは別に準備したきれいな湯で流し，清潔なタオルやガーゼで水分をしっかりと拭き取ります[2]．

　足浴の禁忌としては，①腱や骨に達する深い潰瘍，②感染がある（悪化のリスク），③出血傾向がある，④高度な浮腫がある（膜透過性亢進による浮腫の増悪）などが挙げられます[3]．創がある足に対しての足浴は，細菌の深部への侵入リスクがあるとして賛否がありますが，いずれも明確な根拠は出ていません．よって，少なくとも上記項目に該当する場合には，足浴は行わず水道水や生理食塩水を用いた創洗浄に留めるのが妥当と考えます．

　足浴のもう一つの効果として，温熱効果による局所の血管拡張作用があります．その場合，湯温を40〜43℃とやや高めに設定することがありますが，長時間の足浴により低温熱傷を生じる可能性があるため注意が必要です．

微小循環障害に対する炭酸泉浴の効果

　近年，足部の血流促進を目的として，人工炭酸泉を用いた足浴を行う施設が増えています．人工炭酸泉浴は37℃，pH4.6前後，炭酸ガス濃度1,000〜1,200 ppm程度の人工炭酸泉を用い，1日10分間×2回を目安に足浴を行います[4]．炭酸泉浴後は通常の足浴同様，十分に流し湯をして，保湿を行います．人工炭酸泉の作製には専用の装置を用いて炭酸ガスを注入する方法や，タブレット剤を湯に溶解させ炭酸ガスを発生させる簡易的な方法もあります【図】．炭酸泉浴は，二酸化炭素の薬理効果により皮膚および筋肉内の血管の拡張を生じさせるため，温熱効果を目的とした通常の足浴よりも低温で行うことが可能で，低温熱傷のリスクも避けられます．

図 人工炭酸泉の作製方法

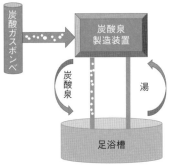

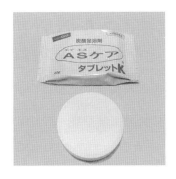

人工炭酸泉製造装置

炭酸足浴用タブレット
（ケアタブレット）

　血行再建の適応のないCLTI患者に炭酸泉浴を行った結果，下肢の大切断を回避できたという報告もあり[5]，虚血肢に対するフットケアの一環として今後も普及していくと考えられています．

文献
1）大浦紀彦・他：糖尿病性足病変の治療．日本臨牀，**70**（増5）：478-479，2012.
2）（一社）日本フットケア学会：フットケアと足病変治療ガイドブック．第3版，p116，医学書院，2017.
3）松尾　汎：高齢者の足浴効果とその有用性．*Geriatric Medicine*，**49**（2）：236，2011.
4）加納智美：潰瘍に対する処置の常識・非常識．*Vascular Lab*，**8**（5）：32，2011.
5）Hayashi H, et al.: Immersing feet in carbon dioxide-enriched water prevents expansion and formation of ischemic ulcers after surgical revascularization in diabetic patients with critical limb ischemia. *An of Vascular disease*, **1** : 111-117, 2008.

福田太郎　順天堂大学医学部形成外科学講座

A

足浴はフットケアにおける基本手技の一つで，足潰瘍患者の創管理でも有用となります．ただし，足部の状態によっては適さない場合もあり，他の医療従事者と連携を取り，ケアを行っていくことが重要になります．虚血改善目的で行う場合には人工炭酸泉を用いた足浴も有効と考えられます．

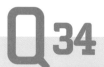

潰瘍のある CLTI 患者は装具でどのような ことを注意しなければなりませんか

潰瘍部に負荷(圧・摩擦・ずれ)がかからないようにすることが肝要です

CLTI の治療では，血行再建・感染制御に加えて除圧が治療の柱となっています[1]．足部の創傷発生の大半の原因は靴ずれといわれ，末梢循環障害のみで純粋に創傷が発生することは少ないです．何かしらの外力が加わり（靴の中に小石が入っていたなど），創傷を発生しCLTI になります．

そのため，究極の除圧は足部を浮かした状態での臥床です．しかしそれでは廃用症候群になってしまい治療になりません．そのため潰瘍のある状態で立位や歩行が必要となります．その際に必要となるのが免荷装具や免荷デバイス（免荷装具・デバイス）です（除圧や免荷といった言葉が使われ，本来は異なるものをいいますが，本項では同等とします）．加えて理学療法による ADL 練習が必要になります．

免荷装具・デバイスの使用は，Gait Salvage に必須です

免荷装具・デバイスは，各国で医療上異なるものを使用しています．**Q32** でも記述されたTCC（total contact cast）が除圧のゴールドスタンダードとなります．汎用しづらいため，さまざまな免荷装具・デバイスがあります．理学療法として注意する点は，①免荷できているか，②潰瘍の部位と免荷装具・デバイスの選択が正しいか，③患者に装着能力があるか，④患者が日常的に装着をしているかです【表1】．

CLTI の治療目標は，Gait Salvage（歩行機能を維持しての治癒）となり，理学療法の目標にもなります．

①免荷ができていなければ，理学療法を行うことは潰瘍の悪化を招く恐れが高いです．使用している免荷装具・デバイスが，立位時のみならず，活動時に除圧できているか理学療法の前後で確認します．免荷できていなければ，潰瘍の悪化や炎症惹起などを起こします（潰瘍周囲の発赤，圧痛，滲出液の増加，可動時痛などを確認します）．

②免荷装具・デバイスの選択は重要です．潰瘍の部位で，ある程度の選択は決まります【表2】[2]．しかし，施設ごとで用意のできる免荷装具・デバイスが異なり，この点が治療の難しいところです．残念ながら不適切な選択は，潰瘍の悪化の原因となります．

③わが国の CLTI 患者の特徴は，透析施行者や高齢者が多いところです．元々の能力上，適切な免荷装具・デバイスが装着できない場合があります．その際に免荷装具・デバイスへの工夫や作業療法による機能向上で対応できるのであれば適切な選択で対応します．一方で，困難な場合は TCC などの脱着できない免荷デバイスを使用します．

④アドヒアランスが問題となります．そもそも免荷装具・デバイスは活動がしづらく，装着も日常の履物に比べれば複雑なものになります．そのため，医療従事者の監視下では装着

表1 **CLTI における免荷装具・デバイス使用時の理学療法の注意点**

	注意点	方法・対処	コメント
免荷できているか	立位時や活動時に除圧部が合っていないことがある	理学療法前後での潰瘍部の炎症所見を確認する	潰瘍を実際にみることが重要である
デバイスの選択	潰瘍部位と免荷装具・デバイスの選択が適切か判断する	一般的な適応一覧で確認する	不十分なもので対応しないことが重要である
装着能力	手指巧緻機能，視力，関節可動域，筋力などを確認する	能力の向上や補助で対応可能か判断する	現状難しければ，非脱着や簡易な免荷装具・デバイスにする
アドヒアランス	日常生活での装着状況を聞く	信頼関係を築いて，治療時間での対話で確認する	コメディカルに本当の話をする患者は多い

表2 **免荷装具・デバイスの潰瘍部位と適応**

	除圧サンダル	RCW	PTB 式短下肢装具	TCC
足趾	○			○
前足部（足趾除く）	○	○		○
中足部		○		○
踵			○	○

*細かな部位設定もあるが，簡易な設定を示している．(RCW：removable cast walker, PTB：patellar tendon bearing)

していても，非監視下では装着していないことはざらにあります．またわが国の文化上，室内での非装着や和室では脱いでしまうなどの問題もあります．これらについては本人のみならず，家族も含めた繰り返しの説明が有効な手段となります．

文献
1) Hingorani A, et al. : The management of diabetic foot: A clinical practice guideline by the Society for Vascular Surgery in collaboration with the American Podiatric Medical Association and the Society for Vascular Medicine. *J Vasc Surg.* **63**(2 Suppl) : 3-21, 2016.
2) Snyder RJ, Lanier KK. : Offloading difficult wounds and conditions in diabetic patient. *Ostomy Wound Manage*, **48**(1) : 22-28, 30, 32-35, 2002.

寺部雄太　IMS グループ 春日部中央総合病院下肢救済センター

A

潰瘍部に負荷をかけないような適切な免荷装具・デバイスを選択し，理学療法を施行する必要があります．また潰瘍部を悪化させないためにも，理学療法士自身が潰瘍を確認することが重要です．

II — 足の循環障害の治療

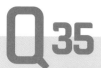

Q35

足のスキントラブルにはどのようなものが あり，どのように予防しますか

足のスキントラブルの原因

　足のスキントラブルの原因は，皮膚の脆弱化，皮膚の代謝の減弱，循環障害，生活習慣によるものが多いです．代表的なものとして乾皮症，胼胝・鶏眼，白癬があり，皮膚の一部である爪では爪白癬，陥入爪，肥厚爪などが挙げられます．乾皮症は皮膚の乾燥のみならず瘙痒を伴うことが多く，胼胝・鶏眼，陥入爪，爪白癬による肥厚・変形は疼痛を誘発し，さらなる変形や疼痛が増強する可能性もあり，総合的な治療と予防が必要です．また糖尿病患者では神経障害が生じている場合，自覚症状がなく重篤化することもあるため注意が必要です．さらに，これらの疾患は微小な皮膚損傷を発生しやすく，細菌感染を起こし蜂窩織炎，リンパ管炎などに至ることもあります．とくに高齢者や糖尿病患者は，重症化しやすく致命的になることもあるので注意が必要です．

【乾皮症】

　皮膚表面の皮脂が減少したため，皮膚内部の水分が減少し乾燥と瘙痒を生じる状態をいいます．中高年の膝から下にとくによくみられます．症状が進むと皮膚表面の角層がはがれ，魚の鱗のようにひび割れが生じ，皮脂欠乏性皮膚炎を生じます．

　①予防法：高温の風呂への入浴を避ける，ナイロンタオルなどを用いた過度の洗浄を中止するなどの生活習慣の改善が必要です．また，入浴後には保湿剤を毎日外用します．

　②治療法：保湿剤の外用が一番重要です．湿疹病変を伴う場合には，保湿剤と併用してステロイド外用療法も行います．

【胼胝・鶏眼】

　皮膚の下の硬い骨や関節部分に圧迫・摩擦などの刺激が反復して加わり，表皮が過角化することにより生じます．足変形が強く，歩容に左右差がある症例では，足底以外にも足の外側縁，足趾の背側，足趾間などに生じることもあります．発症する部位により原因も異なります．

　胼胝：圧迫，摩擦などの機械的刺激により生じる，円形から楕円形の過角化局面です．表面をよく観察すると皮溝（皮膚のしわ）が観察できます．圧痛は通常ほとんどありません．足背，くるぶしなどにも生じます．

　鶏眼：角化局面の中心に通常大きさ5〜8 mm程度の表皮から真皮内に向って楔のように肥厚増殖する角質塊を伴います．通常圧迫するとその楔が神経を刺激し強い痛みを伴います．

　①予防法：一般的には，足に合わない靴を履き続けることが大きな原因となります．ヒールの高い靴はスニーカーなどに履き替えることで病変部への圧力を分散できます．サイズも重要で，小さな靴は足を圧迫し，大きめの靴は靴の中で足が前や横にすべります．

足にあった靴を選び，圧迫や摩擦などの機械的刺激を除去することで予防できますが，外反母趾，麻痺などにより変形が強い場合には，足底板，整形靴などの使用も治療・予防の両方に有効です．

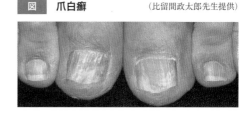

②治療法：対症療法が主体となります．コーンカッターと呼ばれる特殊な剃刀で肥厚した角質を削るのが一般的です．重症では削る前にスピール膏（サリチル酸含有）を貼付し角質を軟化させてから削ることもあります．

【白癬】

　足白癬は，白癬菌が足底および趾間の角質層に寄生した病態です．爪真菌症は，爪甲，爪床，またはその両方に真菌（白癬菌，酵母，非白癬性糸状菌）が感染し生じます．爪真菌症の90％は爪白癬【図】で，ほとんどの場合，足白癬が先行し，爪の周囲の皮膚から爪組織へ連続的に菌が侵入します．爪全体の肥厚白濁を生じた病型では，靴内部で圧迫され疼痛や陥入爪を生じることもあります．

　①予防法：足を清潔に保つことが大切です．公衆浴場やスポーツジムなどの不特定多数の人が素足で歩く場所を利用した際は，家に戻り足を再度洗うだけでも大きな予防効果が得られます．

　②治療法：足白癬のほとんどは，抗真菌薬外用療法で治療ができます．外用期間は病型により異なりますが，おおよそ3〜6カ月を目安としています．爪白癬は，これまでは抗真菌薬内服療法（3〜6カ月）が主でしたが，爪外用液の発売に伴い，基礎疾患などの理由で内服療法が困難な場合や，内服薬を希望しない中等症以下の爪白癬には外用療法が可能になり治療の幅が広がりました．

類似疾患との鑑別点

　爪変形には爪真菌症のほか，爪乾癬，掌蹠膿疱症，爪扁平苔癬，爪異栄養症，厚硬爪甲などがあります．熟練した皮膚科医が，入念に病爪の鏡検を行っても菌がみつからない場合は，爪真菌症を否定できます．

小川尊資　順天堂大学医学部皮膚科学講座，順天堂医院足の疾患センター

足のトラブルは多岐にわたりますが，予防には乾皮に対して保湿剤の使用，外力による変化には靴の変更，感染症には毎日足を洗うなどのセルフケアが可能です．

II―足の循環障害の治療

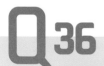

Q36 疼痛コントロールにはどのような方法がありますか

疼痛の分類と評価方法

国際疼痛学会では疼痛を以下のように定義しています.

「組織の実質的または潜在的な損傷に結びつくか,あるいはそのような損傷を表す言葉を使って述べられる不快な感覚・情動体験である」[1]

つまり疼痛の定義においては心理社会的な部分も考慮されていることがわかります.それを踏まえ,現在疼痛は「侵害受容性疼痛」「神経障害性疼痛」「心因性疼痛」の3つに分類され[2],前二者は器質性疼痛,後者は非器質性疼痛とされますが,混合性疼痛として,複数の要因が重なって生じることもあります.例えば,足潰瘍・壊疽などの創傷を伴う患者においては,侵

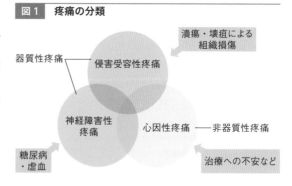

図1 疼痛の分類

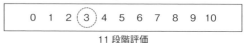

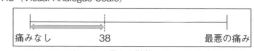

図2 疼痛評価スケールの例

・NRS(Numerical Rating Scale)

11段階評価

・VAS(Visual Analogue Scale)

10 cmのスケールで長さを計算し0～100点で評価

害受容性疼痛が主体となる場合が多いですが,糖尿病に罹患している場合は糖尿病性神経障害由来の疼痛の可能性も考えます.また,難治性の潰瘍で長期間治癒が得られない患者においては,治療に対する不安や不信感を抱えている場合は,疼痛が修飾されることもあります【図1】.

いずれの場合も,疼痛は患者の主観的なものであるため,それを客観化するためにNRSやVASなどの疼痛評価スケール[3]を用いて経時的な評価を行い,治療効果を確認していくことが大切です【図2】.

虚血の痛みに対する疼痛コントロール

CLTIにおいて,虚血,組織損傷およびそれらによる神経障害が重なって生じる疼痛は非常に強く,患者の日常生活にも影響を与えます.原因となる虚血を改善させ,創を治癒させ

ることにより疼痛の改善が期待できるものの，その治療には時間を要するため，早期からの疼痛管理も必要になります．

治療は WHO の除痛ラダー（がん疼痛）を応用して行います[4]【図3】．初期治療としては侵害受容性疼痛をターゲットに，非オピオイド鎮痛薬である NSAIDs もしくはアセトアミノフェンの投

| 図3 | **WHO 式三段階除痛ラダー** |

痛みに応じて段階的に上げる →

第3段階
強オピオイド：フェンタニル，モルヒネなど
（＋鎮痛補助薬 and/or 非オピオイド）

第2段階
弱オピオイド：トラマドール，コデインなど
（＋鎮痛補助薬 and/or 非オピオイド）

第1段階
非オピオイド鎮痛薬：NSAIDs，アセトアミノフェン
〔＋鎮痛補助薬（プレガバリン®など）〕

与を行います．これらの治療で疼痛が改善しない場合は，弱オピオイド鎮痛薬のトラマドールの投与や，神経障害性疼痛に保険適応のあるプレガバリン®を鎮痛補助剤として使うこともあります．トラムセット®配合錠はトラマドールとアセトアミノフェンの合剤で，麻薬処方が不要であり，非がん性慢性疼痛に対して広く用いられています．

鎮痛薬の使用以外にも，疼痛管理において留意すべき点があります．連日の創処置は患者の疼痛が増大する場面の一つですが，創処置時の工夫により疼痛を緩和することができます．例えば，創の洗浄時には微温湯を用い，それでも洗浄時の痛みが強い場合は生理食塩水を用います．ドレッシング材の剥離時の疼痛軽減のためには，剥離時の刺激が少ないものを選択したり，剥離剤を用いたりすることも考慮します．

近年のトピックとしては，CLTI に対する脊髄刺激療法（SCS）の有用性が報告されています．SCS は硬膜外腔に留置した電極から脊髄に電気的刺激を加えることで，疼痛の軽減と微小循環改善効果をもたらす方法です[5]．ただし，装置と手技量を含めて非常に高額な治療となることから，治療適応は慎重に選択する必要があります．

文献
1) Merskey H, et al : Pain terms: a list with definitions and notes on usage. Recommended by the IASP Subcommittee on Taxonomy. *Pain*, **6** : 249-252, 1979.
2) 日本ペインクリニック学会：神経障害性疼痛薬物療法ガイドライン．改定第2版，p20，真興交易医書出版部，2016.
3) 日本緩和医療学会緩和医療ガイドライン委員会：がん疼痛の薬物療法に関するガイドライン．2014年版，p32，金原出版，2014.
4) 日本緩和医療学会緩和医療ガイドライン委員会：がん疼痛の薬物療法に関するガイドライン．2014年版，pp38-39，金原出版，2014.
5) 猪狩公宏・他：Buerger 病による重症下肢虚血に対し脊髄刺激療法が有用であった1例．脈管学，**55** (8)：141-145，2015.

福田太郎　順天堂大学医学部形成外科学講座

A

CLTI の疼痛に対しては原疾患の治療と並行して，鎮痛薬および鎮痛補助薬の適切な使用と，愛護的な創管理を心掛けることが重要です．

III. 理学療法士がどのように関わるか

創傷治療期のリハビリテーションにおける
注意点は何ですか

創傷の悪化を防ぎながらトレーニングを行うことが第一

創傷の悪化を防ぐには，医師と創傷部位の状態を確認しながらステップアップを行う必要があります．とくに入院早期から関わる場合は，理学療法士としてどのような動きが創傷部位に負担をかけるかを考えながら，状態に合わせた身体機能維持のトレーニングを実施します．例えば，前足部に創傷がある場合は，前足部に荷重ストレスがかからないように踵荷重で動くように管理をします．とくに足関節の背屈制限や前かがみで立位・歩行をするような方は，前足部に荷重がかかりやすく，創傷に負担がかかる可能性があります．よって荷重開始になったら，まず姿勢や動作確認を行い，荷重前後での創傷部位の変化や，疼痛の増強を確認しながら慎重に進める必要があります．理学療法士としては創傷部に負担がかかるような姿勢異常や動作習慣がある場合は，個々の筋力トレーニングやストレッチ・動作指導を行います．

創傷の感染に注意しながら運動を進めることが重要

創傷を有する場合は，まず感染の有無を確認する必要があります．感染がある場合には，その範囲の筋を動かすことで，腱に上行して感染を拡大させる可能性があります．感染の有無を医師と確認した上で患肢の運動をすべきかどうかを判断することが重要です[1]．

創傷に負担をかけないために免荷の管理が必要

免荷管理に対しては，装具を使用する場合と，完全に足を着かない完全免荷の管理があります[2]．

完全免荷は，患肢を完全に接地しないように車椅子で行います．片足での移乗動作能力が必要となりますので，転倒のリスクがある場合や患肢管理ができない場合は，創傷悪化につながる可能性があるため注意が必要です．

また，車椅子のフットレストに患肢を接地させてしまうと創傷部位に負荷がかかるため，完全免荷時はフットレストに足を接地させないように管理をすることも必要です．

免荷装具を使用する場合は，荷重時や下垂時の痛み，出血量や荷重前後での発赤の有無などを確認しながら進めていきます．症状がある場合は医師と相談の上，荷重量を調整します．

また，視力低下や手指機能低下，認知機能低下などがある場合，免荷装具を正しく装着できない場合や，装具フィッティングが不良の場合には，創部の悪化につながるため，義肢装具士と相談しながら進めることが必要です．

免荷装具は TCC（total contact cast）や RCW（removable cast walker），除圧サンダル，医療用フェルトなど種類がありますが，どれも歩きにくさを生じます．糖尿病患者では視力低

表	創傷治療期のリハビリテーションの注意点

1. 感染徴候のある場合は医師と相談の上，患肢は安静に保つ
2. 姿勢や歩容により創傷部位に負荷がかかる
3. 免荷装具使用時はフィッティングの問題や装着方法により悪化につながる
4. 荷重開始時や歩行開始時は創部の発赤や疼痛を確認しながら徐々に荷重時間，歩行歩数を増やしていく

下，末梢神経障害によりバランス能力低下が生じている場合があります．また足病患者は高齢者も多いため，身体機能の低下により転倒のリスクがあります[3]．

　理学療法士としてバランス能力や歩容の確認を行い，安全に歩行や ADL が行えるように介入を行います．

　歩行が許可された場合は，免荷装具や靴のフィッティング，歩行量の増加による悪化のリスクがあるため，医師と創傷部位を確認しながら歩行量を徐々に増やす必要があります【表】．

文献
1) Sakakibara S, et al. : Immobilization of the Ankle and Metarsophalangeal Joint Effective in Suppressing the Spread of Infection in Diabetic Foot Ulcers?, *Int J Low Etrem Wounds*, **13**(3) : 226-229, 2014.
2) Bus SA, et al. : IWGDF Guidance on footwear and offloading interventions to prevent and heal foot ulcers in patients with diabetes. *Diabetes Metab Res Rev*, **32** (Suppl 1) : 25-36, 2016.
3) 河辺信秀：糖尿病足病変の臨床研究と理学療法介入．理学療法学，**40**(8)：688-695，2013.

榊　聡子　IMS グループ 春日部中央総合病院リハビリテーション科

創傷治療期のリハビリテーションでは，感染徴候と創傷部位への荷重ストレスや歩行量が創傷の悪化につながるため，注意が必要です．多職種で連携しながら管理します．

Ⅲ│理学療法士がどのように関わるか

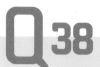

Q38

創傷治療期のリハビリテーションは何を目的に，どのようなトレーニングを行いますか

　創傷治療期は免荷が必要となります[1]．免荷すると正常歩行は困難となり，活動量が制限され，廃用症候群が惹起されることがあります．CLTI が重症であるほど ADL が低下しやすく，また高齢や糖尿病，心疾患，PAD，慢性腎臓病などの原疾患を有する患者は創傷発生以前より低耐容能，低活動である場合があり，数日の安静により筋力が低下し，歩行，自宅退院が困難となるリスクが高くなります[2]．さらに関節拘縮を生じると，創治癒後に装具による創部の圧分散がしにくくなり，再発しやすくなってしまう可能性があります．そのため免荷期間中は歩行に必要な筋力や関節可動域を維持することが重要です．

　創傷治療期は病棟内では車椅子を使用することが多いと思います．免荷期間中の病棟生活を円滑に行うためには，両上肢や健側下肢の筋力を維持・強化し，免荷を守りながらの車椅子移乗能力やトイレ動作の獲得を目指します．免荷期間中は非荷重下での筋力トレーニング，関節可動域運動，健側下肢での片脚立位練習，車椅子移乗練習などを実施します【図1，2】．創傷部位に感染徴候がみられる場合には，当該筋や腱の運動が起こると感染進行を招く可能性があるため，患側下肢は原則安静とし，どの程度の運動が可能か，主治医と相談の上，慎重に行う必要があります[3]．CLTI 患者では，心疾患を有していることも少なくないため，筋力トレーニングを実施する際には全身的なリスク管理も忘れてはいけません[4]．

　荷重が許可された場合は，荷重刺激での創傷悪化を防ぐために，荷重前後での創部の出血，滲出液の増加，発赤，腫脹，疼痛の増悪がないか確認しながら負荷をかけていきます．免荷デバイスを用いて荷重を行う際には，創傷部位が免荷できているか確認しながら荷重および歩行練習を実施していきます．歩行練習の際には，バランス能力が低下していることが

図1	筋力トレーニングの一例

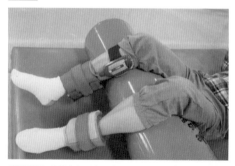

創傷部位に負荷をかけないように工夫しながら，下肢の筋力トレーニングを行う．

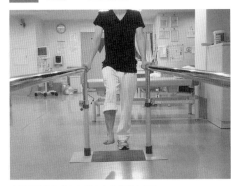

図2　免荷での立位練習

患側下肢を免荷しながら立位練習を行う.

あるため，転倒には十分に配慮し，適切な歩行補助具の使用を検討します．創傷部位が前足部の場合，患側下肢を前に出し健側下肢を揃える患側優位歩行を指導し，歩行における蹴り返し時の圧上昇を避けるようにします．リハビリテーション介入時間だけでなく，病棟生活での歩行量の増加によって創傷が悪化する場合もあるため，十分に注意する必要があります．

文献

1) Steed DL, et al.: Guidelines for the treatment of diabetic ulcers. *Wound Repair Regen*, **14**：680-692, 2006.
2) Vogel TR, et al.: Functional status of elderly adults before and after interventions for critical limb ischemia. *J Vasc Surg*, **59**：350-358, 2014.
3) 河辺信秀・他：下肢慢性創傷患者のリハビリテーション―歩く足を守るために―．*J Jpn Soc Limb Salvage Podiaatr Med*, **7**：113-120, 2015.
4) 榊　聡子：重症下肢虚血の理学療法．PT ジャーナル, **50**(9)：827-832, 2016.

III　理学療法士がどのように関わるか

松本純一　TOWN 訪問診療所板橋

A

免荷期間は廃用症候群の予防を目的に介入します．感染部位の運動は禁忌となります．また，荷重開始時，歩行量の増加は慎重に行う必要があります．

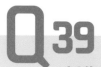

創傷治療期のリハビリテーションはどの程度の運動負荷量で行うとよいですか

リハビリテーション（リハ）の運動負荷量は，創傷の状態に合わせて調整します

　創傷治療期は創傷部位に負荷をかけずに，身体機能の維持・向上を目指してリハを行わなければなりません．リハ介入前に血流障害の程度や感染の有無などを確認します．創部の疼痛が出現するため，足の色調や疼痛の程度，発赤を確認しながら行います【図】．疼痛がある場合は，筋力トレーニングや荷重練習に関して，医師と相談の上進めていきます．

　手術後や創処置後に出血がみられる場合は，下肢の下垂を制限します．また，植皮後は，浮腫や下肢の接地により植皮部にストレスがかかるのを防ぐため，医師に確認した上で荷重練習を進める必要があります．

荷重開始時は医師と相談の上，立位時間や歩行量を徐々に増やします

　荷重開始時は免荷装具使用下においても，荷重量や歩行歩数を急に増やすと創傷部位に対して負担がかかりリスクになります[1]．よって，創傷部位の発赤・疼痛などを確認しながら徐々に荷重量を増やしていきます．歩行量においても同様に，必ず創部の確認を行いながら医師と確認の上，徐々に増やすことをお勧めします．

ADL や筋力の低下を起こす可能性があります

　創傷治療期では，荷重を制限するような管理を行うため，患肢の筋力低下を起こしやすいです．筋力トレーニングを実施する場合，創傷部位に隣接する筋肉の収縮に関しては医師と相談の上，慎重に進める必要があります．例えば，足部に創がある場合は，患部から遠い体幹や股関節周囲の筋力トレーニングから進めると，創部に負担をかけることなく安全に実施することができます．

筋力トレーニングは軽負荷から処方することが重要です

　筋力トレーニングの運動負荷の設定は，1回反復できる最大負荷を 1 RM として 10 回行える負荷量を 10 RM とします．最初は最大負荷量の 50 〜 60％で行うようにします．

　足病患者は心疾患や高血圧を有する場合が多いため，息をこらえて行うとバルサルバ効果により心負荷がかかります．息をこらえないように運動を行うことが重要です[2]．

　筋力増強には，日常生活でかかる以上の負荷量を筋に与える必要があります．頻度は高齢者や心疾患患者の場合は，10 〜 15 回が目安となります．セット数を増やしていき，週 2 〜 3 回程度行うことで筋力向上効果が得られます[2]．

| 図 | 運動開始の手順 |

【運動開始前】
・自覚症状，脈拍，血圧の確認
・疼痛部位の確認（前日の筋疲労や創傷部位の疼痛を確認）
・創部の状態を確認（医師と相談の上，実施する）
　↓
【運動中】
・息切れや自覚症状，バイタル，表情，創傷部位の疼痛の有無，発赤を確認
　↓
【運動終了時】
・運動終了後は自覚症状，脈拍，血圧の確認，創部の状態の確認

文献

1) Gustav J：Methodological considerations of intestigating adherence to using offloading devices among people with diabetes. *patient preference and adherence*, **12**：1767-1775, 2018.
2) 日本循環器学会・他：心血管疾患におけるリハビリテーションに関するガイドライン（2021年改訂版）. pp82-84．https://www.j-circ.or.jp/cms/wp-content/uploads/2021/03/JCS2021_Makita.pdf（2022年2月閲覧）

榊　聡子　IMSグループ 春日部中央総合病院リハビリテーション科

A 創傷治療期の運動負荷量は疼痛や発赤に留意しながら進めます．荷重開始時は，荷重前後での創部の状態を確認しながら徐々に行います．

III ― 理学療法士がどのように関わるか

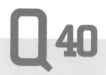

免荷デバイスについて教えてください

治療期と予防期ともに PAD による CLTI に対する免荷デバイスは必須

　PAD による CLTI に対して用いられる免荷デバイス（以下，デバイス）は，治療期と予防期で目的と仕様が異なります．治療期では創傷治療を目的に，即時提供できることが必要で，既製品化されているデバイスもあります．広範囲に及ぶ潰瘍の場合は前述したデバイスで対応できないこともあるため，オーダーメイドで製作します．予防期では再発予防を目的に，身体的特徴を評価して潰瘍形成の可能性がある部位の圧力分散を図ります．また日常生活で使用することも考慮しなくてはいけません．これらのデバイスは患部の免荷を達成する条件と環境を整えることができますが，通常歩行を繰り返すことで圧力上昇を招くことがあります．これを未然に防ぐために歩行訓練によって患側優位歩行を練習する必要があります．
　治療期におけるデバイスの利点・欠点を以下に示します．

【医療用フェルト】【図 a】

　片面に粘着加工の施された厚みのある医療用フェルトで，潰瘍のある足底または足部に直接貼付し，局所的な圧力低減を図ります．おもに前足部の潰瘍に対して適応となります．

　〔利点〕

・皮膚に直接貼付するため，ずれにくい

・室内外で取り外しをする必要がない

　〔欠点〕

・潰瘍の位置を目視で確認して貼る必要がある

・体重の負荷でつぶれ，免荷機能が低下する

・浸出液など，衛生管理の問題がある

【除圧サンダル】【図 b】

　前足部が硬く加工された治療用のサンダルで，おもに中足部より遠位の潰瘍に対して適応となります．免荷機能を高めるために，厚みのあるインソールや医療用フェルトを併用します．

　〔利点〕

・簡単に装着でき，使用者が除圧位置を確認する必要がない

・足底以外の足趾や足背といった外的要因（靴）による創傷に対して使用できる

・屋外で安定した歩行が可能である

　〔欠点〕

・患側優位の歩行指導が必要である

・長期の使用に耐えられない

・室内外兼用である

・装着の具合で除圧位置がずれることがある

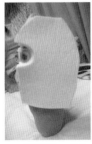
a.　医療用フェルト

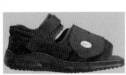
b.　除圧サンダル

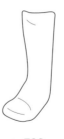
c.　TCC

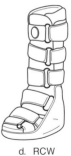
d.　RCW

【TCC（total contact cast）】【図 c】

　下腿より遠位をプラスチックキャストでギプス固定し，下腿全体へのコンプレッションにより，足底の免荷を行います．

〔利点〕

・ギプス内での足のずれを最小限に留めるため，除圧位置がずれにくい

・取り外しができないため，免荷機能が持続する

・多様な形状の足に対応できる

〔欠点〕

・重量の問題がある

・歩行が不安定になりやすい

・周径変動に対応できない

【RCW（removable cast walker）】【図 d】

　TCC 同様，下腿全体へのコンプレッションにより，足底の除圧を行います．

〔利点〕

・取り外し可能で，周径変動に対応できる

・足関節を固定することにより，足のずれは最小限に抑えられる

・除圧位置を適宜確認し，調整が可能である

〔欠点〕

・室内外兼用である

・装着具合で除圧位置がずれることがある

Ⅲ──理学療法士がどのように関わるか

名和大輔　日本フットケアサービス株式会社

負荷デバイスは，病期によってさまざまな種類があり，それぞれの特徴を十分に把握する必要があります．また，十分な免荷を達成するために，歩行訓練との連携も大切です．

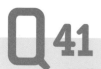

Q41
創傷治療期に免荷デバイスを使用する際の注意点・リスク管理について教えてください

二次トラブルの予防

創傷治療期に用いられる免荷デバイス（以下，デバイス）で達成すべき目的は，患部の免荷です．デバイスを用いることで，廃用を防いで歩行機能を維持することができます．その際，デバイスとの固定性に問題があると足部がずれて免荷されず，患部に圧力が掛かり，創傷の悪化が考えられます．また，デバイスとの間でずれが生じ，二次トラブルとして新たな創傷の可能性があるため注意が必要です．デバイスの種類によってそれぞれ留意する点は異なりますが，**Q40** に記載した利点と欠点について，患者と医療従事者がともに十分に理解することで，二次トラブルを未然に防ぐことができます．

身体機能の評価と歩行指導

デバイスは適応疾患と使用方法の理解だけでなく，症例の身体機能を理解することで，選択する種類が変わることがあります．また，最大限に除圧効果を得るためには適切な歩行指導が必要です．

【身体機能の評価】

デバイスを選択する際は，創傷の状態だけでなく症例の身体機能の評価が重要となります．除圧サンダルは前足部の免荷のために踏み返しが硬く，サンダル内で足関節が背屈位となるため，歩行時に重心を前方に移行しにくく，体幹や股関節周囲筋の筋力低下が著明な場合には，後方へ不安定となります．また，足関節に背屈制限がある場合には，サンダル内部で足部が背屈位を保持できないため，足部が前方へずれて，前足部の免荷が困難となることがあります．その場合，サンダル内部のインソールの厚みを増して底屈位を保持することもできますが，踵が高くなることで不安定感が増長されるため，RCW（removable cast walker）やオーダーメイドの短下肢装具のように下腿部に支持面があり，足関節を適度に固定できるデバイスが適応となります．

【歩行指導】

除圧サンダルや医療用フェルトは，さまざまな症例に使用されます．歩行能力が高い場合はとくに注意が必要で，創傷部に圧力が掛かりにくい歩行指導が求められます．これらの症例は，歩行に伴う圧力上昇により潰瘍形成を呈していることが多く，糖尿病性神経障害によって創傷の存在に気付かないことがあります．そのため，デバイスを用いて適切に除圧できていても，歩行の種類によってはデバイスの機能を活かしきれず，潰瘍部に圧力がかかり，治癒の遅延が生じることがあります．デバイスの免荷機能を最大限得るためには，患側優位の揃え方歩行や歩行補助杖を用いた免荷歩行といった患部を保護する歩行指導が必要となります．

| 図 | 長期使用した除圧サンダル |

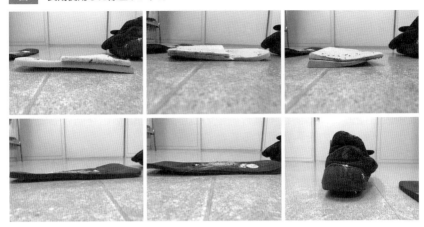

【デバイスの耐久性】

　創傷治療期に用いられるデバイスは，長期使用により免荷機能の低減や破損が生じることがあります．医療用フェルトは2〜3日ほどで厚みが半分以下になり，除圧効果が低減するため，適宜交換が必要となります．除圧サンダルは軽量なため，足部を固定するための布地の破損や靴底の摩耗が生じます．これによって足部が外側へ移動しやすくなり，さらに外側の摩耗が激しくなることがあります【図】．TCC（total contact cast）は治療期に用いられる免荷デバイスのなかで最も強度は高いですが，下肢の形状変化に対応できないことと創部を観察できないことから，1週間程度で交換が必要となります．RCWは除圧サンダルに比べて耐久性は高く，長期の使用にも耐えることができます．

III — 理学療法士がどのように関わるか

名和大輔　日本フットケアサービス株式会社

A

**免荷デバイスは身体機能と使用状況，デバイスの消耗の程度について
把握が大切です．適切な使用状況が守られていることで免荷は達成・
維持され，二次トラブルを未然に防ぐことができます．**

荷重・歩行開始の許可後，荷重・歩行練習を進めていく上での注意点は何ですか

創傷治療期における荷重・歩行練習の目標は，創傷治癒を妨げることなく歩行・移動能力を再獲得すること

創傷の治癒のためには，感染・虚血の改善と並んで，免荷が重要とされ[1]，免荷を保ちながら荷重・歩行練習を進めていくことが必要です．足底負荷量の増加により発生した創傷に加えて，そのほかの要因による創傷でも傷への荷重は治癒を遷延させます[2]．現状，免荷のカットオフ値は不明確な状況ですが，Orr らは，潰瘍の治癒や皮膚の損傷を避けるためには最大限の免荷が最大の効果を得るだろうと述べています[3]．

創傷治療における免荷の主役はフットウェア・歩行補助具・歩行形態

治療用フットウェアは複数のデバイスが開発されており，除圧サンダル，TCC（total contact cast），RCW（removable cast walker）などの免荷デバイスや医療用フェルトなどを使用して創部の免荷管理を行います【図1】．除圧サンダルや医療用フェルトは臨床でも高い頻度で使用されますが，わが国では足病変の診療において免荷は十分に行われていないのが実情です．創傷治療過程での適切な免荷デバイスの使用を進めていくことが今後の課題となっています．

歩行補助具の使用は，さらなる免荷の達成や歩行不安定性の低減のために用いられます．Youdas らによる，健常者における歩行補助具の使用による足底圧への影響に関する報告では，松葉杖は 50%，ロフストランド杖は 56%，車輪付き歩行器は 36%，T字杖は 24% の免荷が認められています[4]．杖歩行では歩行速度が有意に低下したため，これらにより足底負荷量が減少した可能性が指摘されています．

図1	医療用フェルトと免荷デバイス

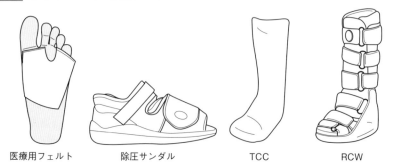

医療用フェルト　　　　除圧サンダル　　　　TCC　　　　RCW

図2　歩行形態

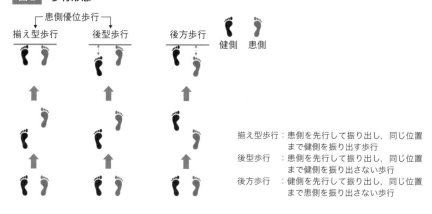

患側優位歩行

揃え型歩行　　　後型歩行　　　後方歩行　　　健側　患側

揃え型歩行：患側を先行して振り出し，同じ位置
　　　　　　　まで健側を振り出す歩行
後型歩行　：患側を先行して振り出し，同じ位置
　　　　　　　まで健側を振り出さない歩行
後方歩行　：健側を先行して振り出し，同じ位置
　　　　　　　まで患側を振り出さない歩行

　また，免荷歩行では創傷部位に負担をかけないような歩行形態を選択します．臨床で免荷歩行を指導する際，患側優位歩行（揃え型歩行もしくは後型歩行）の指導がよく行われます．揃え型歩行では，歩行周期における患側の立脚終期〜前遊脚期が消失するため，前足部の足底圧が減少すると推測されています．また，後足部の創傷の場合は健側先行の患側後方歩行を指導します【図2】．荷重や歩行が開始されると，免荷管理をされていた下肢への負荷量増加により，創部自体のみならず足部や膝関節など荷重関節に炎症が起こる可能性があるため，負荷量増大は慎重に実施していきます．介入前後は炎症の4徴候である発熱，発赤，疼痛，腫脹を基に，創部の確認を必ず行う必要があります．

文献
1) 糖尿病足病変に関する国際ワーキンググループ：インターナショナル・コンセンサス糖尿病足病変，pp129-140，医歯薬出版，2013.
2) 河辺信秀：身体機能・歩行動作からみた糖尿病足病変／身体機能・歩行動作からみたフットケア（河辺信秀，野村卓生編），pp43-72，文光堂，2016.
3) Orr L, et al. : Off loading of diabetic foot ulcers : the role of the physiotherapist as part of a multi-disciplinary team. *Diabetic Foot Canada*, **3** : 18–22, 2015.
4) Youdas JW, et al. : partial weight-bearing gait using conventional assistive devices. *Arch Phys Med Rehabil*, **86** : 394-398, 2005.

武田直人　下北沢病院リハビリテーション科

A

創傷治癒には，感染・虚血の改善と並んで，免荷が重要です．免荷デバイスや歩行補助具，歩行形態を検討し，免荷を達成することで，創傷治癒に貢献することができます．

III　理学療法士がどのように関わるか

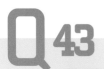

Q43 荷重・歩行開始後に起こりやすいトラブルとその対応について教えてください

創傷増悪の原因としては，免荷が不十分であることや局所感染の増悪が考えられます

荷重・歩行開始後，足部への負荷量は増大するため，創傷増悪リスクが高いと考えられます．歩行能力の向上や生活範囲が拡大すると免荷デバイスや歩行補助具の使用，歩行形態などの免荷管理が遵守できない場面があります．免荷デバイスはできるだけ患者自身が正しく装着できるよう指導しますが，糖尿病患者，CLTI患者は視力障害や手指巧緻性障害を有することも多いため，「履けない」状況の修正【図】や，免荷デバイスの再検討も必要となる場合があります．また，免荷デバイスの使用や歩行形態を遵守していても，

| 図 | 手指巧緻性障害と視力障害のある患者に対しフットウェアを工夫した例 |

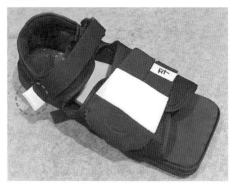

ベルト端をつまみやすく，コントラストを付ける加工をすることで視認しやすくする（点線部）．

前足部圧減少による後足部の負荷上昇[1]，対側足部への負荷上昇[2,3]なども報告されているため，創傷部以外への圧力の移動も考慮した他部位の観察も重要と考えられます．

感染は局所臨床所見を見逃さないことが必要です

歩行による関節運動に伴う腱や軟部組織の滑走により，感染の中枢側への進展が加速すると考えられています．糖尿病足感染の患者では，著明な感染が存在してもその約50%は全身症状（熱発や白血球増加）がみられないとされており，2012年に米国感染症学会（IDSA）が発表した糖尿病足感染のガイドラインなどによると，「基本的には局所臨床所見に基づいて診断すること」とされています[4]【表】．セラピストは患者と接する時間が長く，感染増悪の初期発見に寄与できる可能性があると考えられます．局所感染が疑われる場合はすぐに報告し，再度免荷管理とするべきかどうか確認する必要があります．

CLTI患者の多くは糖尿病神経障害を合併しており，バランス障害による転倒リスクが高いです

糖尿病神経障害合併の患者では下肢を中心に筋力が低下し[5]，静的・動的バランス能力が

表	局所感染の臨床所見

・局所の腫脹および硬結
・発赤・紅斑
・局所の圧痛　　　　　　　のうち2つを含む場合
・安静時疼痛
・局所の熱感

あるいは

・不透明で白色あるいは血性の膿汁分泌物がある場合

（菊池　守，2016[4]）より一部改変）

ともに障害されるため，転倒リスクが高いと考えられます．それに加え，免荷デバイスによる歩行安定性の低下や視力障害なども影響するため，荷重・歩行開始初期は転倒に対する評価が重要であり，積極的な歩行補助具の導入も検討します．病棟生活では必要に応じて看護師に監視を依頼することも検討する必要があります．

文献

1) Brown HE, et al. : A "step-to" gait decreases pressures on the forefoot. *J Orthop Sports Phys Ther*, **28** : 139-145, 1998.
2) Kanade RV, et al. : Risk of planter ulceration in diabetic patients with single-leg amputation. *Clin Biomech (Bristol Avon)*, **21** : 306-313, 2006.
3) Kanade RV, et al. : Walking performance in people with diabetic neuropathy : benefits and threats. *Diabetologia*, **49** : 1747-1754, 2006.
4) 菊池　守：糖尿病足感染における軟部組織感染症と抗菌薬の選択．医学のあゆみ，**258**(9)：855-859, 2016.
5) Andersen H, et al. : Muscle strength in type 2 diabetes. *Diabetes*, **53** : 1543-1548, 2004.

武田直人　下北沢病院リハビリテーション科

A

荷重・歩行開始後のトラブルを回避するためには，免荷管理の徹底と感染増悪の早期発見が重要です．また，糖尿病神経障害合併の患者では転倒リスクが高く，慎重な対応が必要です．

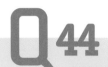

Q44
創傷治療中の移動手段について
どのように判断しますか

　創傷部位の免荷を保つことが重要になります[1]．免荷するためには，医療用フェルト，除圧サンダル，RCW（removable cast walker）やTCC（total contact cast）などの免荷デバイスがあります[2]．創傷部位，治療経過，患者のアドヒアランスによって使用する免荷デバイスは異なります．また，施設ごとに使用できる免荷デバイスは異なるため，その選択肢のなかで創傷部位の免荷ができるデバイスが選択されます．これらの免荷デバイスのみでは免荷が困難な場合は，杖，松葉杖や車椅子の使用を検討する必要があります[3]．

　高齢者や透析患者では，創傷部位の免荷が守れないことが多いため，移動手段は車椅子となることが多いと思います．糖尿病知覚神経障害を有する患者は，足部の感覚が低下しているため，自身では免荷が保てていると感じていても，実際には免荷ができていないケースを経験しますので，注意が必要です．移乗動作時に免荷が守れているか，転倒のリスクの有無，介助が必要な場合の介助方法などを理学療法士が評価する必要があります．必要に応じて，トランスファーボード【図】などの自助具の使用も検討します．

　松葉杖を使用する場合には，適切な高さの調整や歩行バランス，歩行時に創部の免荷が保持できているかを評価します．透析患者の場合は，シャント閉塞がないか注意する必要があります．また，杖を使用する場合には，原則創傷部位の反対側上肢で使用します．免荷デバイスと歩行様式に配慮することで，創傷部位の免荷が期待できます．前足部の創傷部の場合

| 図 | **トランスファーボード** |

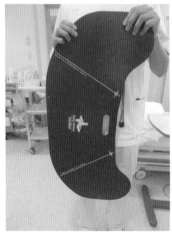 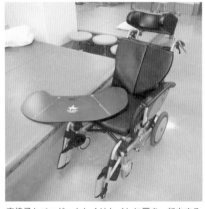

車椅子とベッド，もしくはトイレに置き，起立することなく横にずれるように移乗することができます．

には，患側優位歩行（揃え型歩行もしくは後型歩行）を指導します（**Q42**【図2】参照）．

　免荷デバイスを用いる際には，免荷デバイスが正しく装着できているか，転倒の危険がないか，歩行補助具が適切に使用できているかについて，理学療法士が評価し主治医と相談しながら，慎重に歩行量を増やしていきます．

文献

1) Steed DL, et al. : Guidelines for the treatment of diabetic ulcers. *Wound Repair Regen*, **14** : 680-692, 2006.
2) 榊　聡子：重症下肢虚血の理学療法．PT ジャーナル，**50**(9)：827-832，2016.
3) Youdas JW : Partial weight-bearing gait using conventional assistive device. *Arch Phys Med Rehabil*, **86**(3), 394-398, 2005.

Ⅲ — 理学療法士がどのように関わるか

松本純一　TOWN 訪問診療所板橋

A

　創傷治療中は免荷が維持できる免荷デバイスとともに歩行補助具を検討します．また，免荷しての車椅子移乗などが困難な場合は，介助方法や自助具の使用を検討します．

Q45

創傷治療中の日常生活指導はどのように行いますか

　創傷治療医の指示に従い，創傷部位を免荷することが必要になります[1]．免荷を行うために使用される免荷デバイスは医師の指示により，適切なデバイスを使用します．免荷デバイスには医療用フェルト，除圧サンダル，RCW（removable cast walker），TCC（total contact cast），PTB（patellar tendon bearing）式免荷装具などがありますが，これらの免荷デバイスの必要性，それぞれの装着方法を患者に指導する必要があります【図】[2]．自身で着脱が可能なデバイスでは，トイレなどへの歩行ごとに正しく装着します．免荷デバイスの装着についても理学療法士が評価し，自身での装着が困難な場合には，病棟看護師，家族などに介助

| 図 | **創傷治療中に使用する免荷デバイス** |

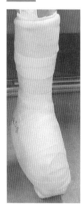 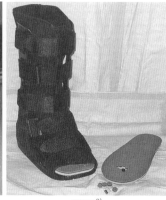 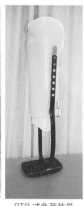

TCC　　　　　　　　　　RCW[2]　　　　　　　　　PTB 式免荷装具

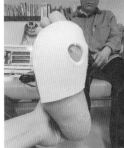 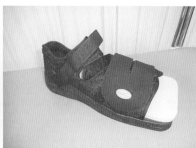

医療用フェルト　　　　　　　除圧サンダル

これらの免荷デバイスは，医師の指示により各患者に使用されます．

94

してもらう必要があるため，装着指導を行います．糖尿病や透析の患者では，糖尿病神経障害や糖尿病性網膜症などにより，視覚による確認ができなかったり，手指の機能低下により，ベルトをとめられなかったりすることがあります．創傷部位に疼痛がない場合，適切に装着できず，免荷ができていない場合も多いため，日々正しく装着できているか，創傷部位の増悪がないか，新たな部位の創傷発生がないかを観察することが大切です[2]．

　歩行が可能な状況であれば，できる限り歩行練習の前後などに創傷部位の悪化が起きていないかを確認します．また，活動量の増大により，悪化する場合があるので注意が必要です．

　創傷部位は，創傷被覆材やガーゼで保護することが多いです．創傷部位の保護だけではなく，他の部位に創傷を発生させないために，足部の保護目的で，包帯もしくは靴下の装着を指導します．浮腫が強い場合には履き口が緩い靴下を選びます．また，靴下の縫い目が当たっているときは，縫い目の小さい靴下を使用したり，裏表を逆にして装着したりすることも必要です[3]．

　透析患者では下肢が全般的に乾燥しやすく，皮膚が脆弱化してしまうため，保湿クリームを1日に数回塗るように指導します．

　創傷治療中の免荷により歩行困難となる患者では，臥床傾向になってしまう場合も多いです．臥位では前足部の免荷は維持しやすいものの，踵や外果，仙骨などに褥瘡が発生しやすい環境となってしまいます．臥床傾向の患者には積極的に車椅子乗車を促したり，頻回にポジショニングの変更を行ったりして，褥瘡発生を防ぐ必要があります．

文献
1) Steed DL, et al. : Guidelines for the treatment of diabetic ulcers. *Wound Repair Regen*, **14** : 680-692, 2006.
2) 榊　聡子：重症下肢虚血の理学療法．PTジャーナル，**50**(9)：827-832，2016.
3) 松本純一：足部潰瘍の自己管理指導の実際．PTジャーナル，**50**(9)：833-838，2016.

松本純一　TOWN訪問診療所板橋

A

免荷期間中は免荷デバイスの必要性や装着方法を指導し，創部の免荷を徹底します．また，創傷部位の保護やスキンケアを指導し，活動量の増大に注意します．臥床傾向の患者は褥瘡発生に注意が必要です．

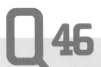

糖尿病足病変, CLTI 患者のリハビリテーションコストはどのように算定しますか

　リハビリテーション（リハ）の保険診療は，「疾患別リハ」という形になり，リハのコスト算定は疾患別で算定内容が異なります．疾患別リハの算定内容としては，脳血管疾患等リハ料，運動器リハ料，心大血管疾患リハ料，呼吸器リハ料などがあります．各点数は施設の広さや設備，スタッフ人数によって変わり，リハのコスト算定は週で算定できる単位数が決められています【表】．従事者1人につき1単位20分として，1日18単位を標準と与えられており，最大24単位，週108単位を上限とされています．

糖尿病足病変でのコスト算定はできません．足部変形や大切断の診断名であれば運動器リハ料で算定できます

　運動器リハ料の算定基準は，急性発症した上・下肢の複合損傷（骨・筋・腱・靱帯・神経・血管のうち3種類以上の複合損傷）や，下肢の切断・離断の場合と，慢性の運動器疾患である．関節の変性疾患，関節の炎症疾患，熱傷瘢痕による拘縮，運動器不安定症などにより日常生活の制限を呈している方を対象とします．

　糖尿病足病変に付随した症状や疾患が，運動器リハ料の算定基準に該当する場合には，運動器リハ料で算定します．

CLTI は心大血管疾患リハ料で算定します

　CLTI は PAD であり，間歇性跛行を呈する状態は心大血管疾患リハ料で算定します．

　算定基準としては，心機能の回復，当該疾患の再発予防を図るため，心肺機能の評価による適切な運動処方に基づき運動療法などを個々の症例に応じて行った場合に算定します．なお，『心血管疾患におけるリハビリテーションに関するガイドライン（2021年改訂版）』に基づいて実施します．

　必要機器としては酸素供給装置，除細動器，心電図モニター装置，トレッドミルまたはエルゴメータ，血圧計，救急カート，運動負荷試験装置を準備する必要があります．

　心大血管疾患リハ料の標準的な実施時間は，入院中の患者以外は1日当たり1時間（3単位）以上，1週3時間（9単位）を標準とします．

　算定するものは，専任の医師の指導管理の下に実施することとします．この場合は医師の直接監視を行うか，または医師が同一の建物内において直接監視をしている他の従事者と常時連絡が取れる状態かつ緊急事態に即時的に対応できる態勢であることが求められます．

　また，専任の医師は定期的な心機能チェックの下に，運動処方を含むリハの計画書を作成し診療録に記載する必要があります．

　実施者は医師または理学療法士，作業療法士および看護師で，1人当たりの患者数は，それぞれ1回15人程度，1回5人程度とし，入院中の患者以外については，それぞれ1回

	心大血管疾患	運動器	廃用症候群
標準算定日数	150 日	150 日	120 日
施設基準Ⅰ	205 点 （30 m²，内法で 20 m² 以上）	185 点 （100 m²，内法で 45 m² 以上）	180 点 （100 m² 以上，内法で 45 m² 以上）
施設基準Ⅱ	125 点	170 点	146 点
施設基準Ⅲ		85 点 （内法で 45 m² 以上）	77 点 （内法で 45 m² 以上）

20 人程度，1 回 8 人程度とします．

心大血管疾患リハ料の施設基準を取得していない場合や，糖尿病足病変で該当疾患がない場合は，廃用症候群リハ料で算定します

　施設基準は，厚生労働大臣が定める基準に適合しているものとして，地方厚生（支）局長に届出を行った保険医療機関において算定するものであり，各種訓練を実施した場合に算定します．設備としては各種測定用具，血圧計，平行棒，姿勢矯正用鏡，各種車椅子，各種歩行補助具などが必要です．

　医師の指導監督のもと，理学療法士または作業療法士の監視下により行われたものについて算定します．また，専任の医師が直接訓練を実施した場合にも，同様に算定をすることができます．

　廃用症候群リハの対象患者は，急性期疾患などに伴う安静による廃用症候群であって，ADL 能力の評価である FIM 115 点以下，BI 85 点以下の状態などが対象となります．

　他の疾患別リハと同様に，1 人の従事者が 1 人の患者に対して重点的に個別的訓練を行う必要があると認められる場合であって，理学療法士，作業療法士または言語聴覚士と患者が 1 対 1 で行うものとします．

文献
1) 診療点数早見表 2018 年 4 月版，第 7 部リハビリテーション，pp542-588，医学通信社，2018.
2) 日本循環器学会・他：心血管疾患におけるリハビリテーションに関するガイドライン（2021 年改訂版）．
https://www.j-circ.or.jp/cms/wp-content/uploads/2021/03/JCS2021_Makita.pdf（2022 年 2 月閲覧）

榊　聡子　IMS グループ 春日部中央総合病院リハビリテーション科

糖尿病足病変ではリハビリテーション料の算定はできません．CLTI は心大血管疾患リハビリテーション料で算定ができます．両疾患とも ADL の著しい低下があれば，廃用症候群リハビリテーション料で算定が可能です．

Ⅲ｜理学療法士がどのように関わるか

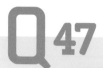

Q47
フットケアチームとしてどのような職種と どのように連携を取りながら行いますか

フットケアは医師を中心とした多職種協働で行うチーム医療です

フットケア治療の背景には，糖尿病性神経障害による変形や潰瘍，感染，さらには血行再建も必要であり，多診療科による集学的治療と多職種のチーム医療の確立が望まれています[1]．ここでは理学療法士の立場より，フットケアチームに関わる職種との連携について紹介します【図1，2】.

【医師との連携】 治療方針の確認，創傷治療の進捗状況，血行動態，感染の有無，運動療法実施部位，免荷デバイス，荷重開始，歩行開始，ADL の制限と許可の確認などを行います．とくに，感染の有無は運動療法開始基準としては重要なポイントで

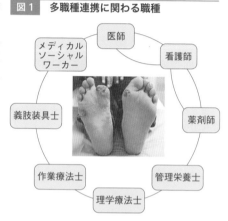

図1 多職種連携に関わる職種

あるため，必ず確認を取り運動の実施または ADL の支援を行います．荷重開始時には，理学療法士より荷重時の創部の状況，滲出液の有無や痛みの程度を速やかに報告しましょう．定期的なカンファレンスや日々の診療で疑問や相談がある場合は，タイムリーな連絡を行い医師と連携をとりましょう．

【看護師との連携】 病棟での患者の全身状態，創傷の状態，日々の訴え，病棟内 ADL の状況を日々共有することが重要です．リハビリテーションのときには免荷動作の習得はできているとします（できる ADL）．しかし，実際に病棟では免荷が守れず荷重をかけているところを看護師が発見した（している ADL）などの ADL に差が見受けられる患者も多いと思われます．日々の創傷の保護と免荷管理には互いの情報共有が必要です．

【義肢装具士との連携】 義肢装具士は外勤のことがほとんどであるため，一般情報（カルテ）より現病歴や虚血の有無，糖尿病の有無，身体状況，ADL 状況，社会的背景など治療経過を含めて共有します．装具の選定には，患者の運動能力や認知能力，アドヒアランスだけではなく，自宅内生活を想定しどのような場面で装具を用いるのか，社会的役割（仕事や地域活動）に適応できるか，装具費用は経済的に問題ないかなど，さまざまなことを勘案していく必要があります．

【薬剤師との連携】 おもに疼痛の状況や服薬の状況を確認します．複数の内服は運動時の眩暈やふらつき，血圧低下を合併するため，運動リスクを把握する上で適時連携しましょう．

【管理栄養士との連携】 日々の食事摂取量や嗜好品，現在の栄養状態について共有し，運動

図2 チーム連携の様子

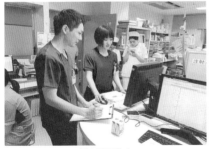

朝の情報共有

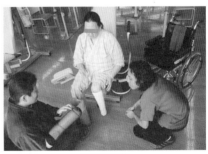

義足の調整

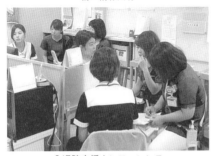

入退院支援カンファレンス

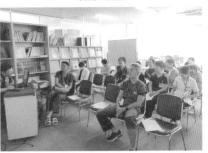

創傷カンファレンス

量の増加時，または排膿液や浸出液が多い時期には栄養補給を行います．

【メディカルソーシャルワーカーとの連携】キーパーソンの有無や経済状況，退院先の確認を行います．とくに経済状況は装具作製にも関わるため重要な情報となります．また，退院時の歩行状況や移動状況に応じ，介護保険サービスの導入や住宅改修の必要性を検討します．

【臨床心理士との連携】患者と治療側との良好な関係性の構築に向けて，療養上の不安や基盤となる疾病への理解について心理的な助言と支援を行います．創傷治療経過に起こる不適応に対する理解，個別性の理解を行うことが重要です[2]．

文献
1) 古川雅英・他：糖尿病足潰瘍の局所治療の実践　相補的血行再建戦略と多職種チーム医療による下肢救済の取り組み．Pepars，**85**：76-84，2014.
2) 江頭みどり・他：糖尿病足病変とセルフ・ネグレクト．月間糖尿病，**10**(5)：49-58，2018.

大塚未来子　敬和会 大分岡病院総合リハビリテーション課

A

創傷治療には多職種連携が常に重要です．いつでも連携がとれる体制とどのようなことでも話し合える良好な信頼関係を構築し，良いチーム医療を提供しましょう．

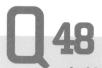

高齢者，心疾患，腎不全患者のリハビリテーションで注意すべき点は何ですか

高齢者，心疾患，腎不全患者は廃用症候群を呈しやすいため，早期からのリハビリテーション（リハ）が重要です

　高齢者や心疾患，腎不全患者の場合は，疾病管理により活動制限を余儀なくされ，さらに足病変がある場合は，歩行障害を呈するため，容易に廃用症候群を起こしやすいと考えられます．よっていったん廃用症候群になると，元の日常生活に戻ることは大変困難になります．

　高齢者の場合は筋力や骨代謝，運動耐容能の低下を起こしやすく，身体機能だけでなく，臥床や環境変化により認知機能の低下を招いたり，誤嚥性肺炎などのリスクが生じたりします．よって早期から理学療法士だけでなく，作業療法士，言語聴覚士など多職種でリハを行うことが重要です[1]．

高齢者の場合は，併存疾患の管理や運動耐容能が低下しているため，運動負荷量に注意が必要です

　高齢者の運動時のリスク管理は，運動耐容能の低下により易疲労性があるため，軽負荷から徐々に負荷量を増やすことが必要です[1]．また骨代謝の低下があるため，急な荷重トレーニングは骨折のリスクがあるため注意が必要です．

心疾患患者の場合は，自覚症状，バイタルサインに注意しながら進めていきます

　足病患者は心疾患を有していることが多いため，その場合は運動負荷量に留意しながら運動を進めていきます．

　心疾患を有している場合は，無酸素性作業閾値（anaerobic threshold；AT）内で運動することが推奨されています．ATに相当する自覚的運動強度（楽である〜ややきつい）や心拍数での処方を行うことが多いです．息切れの度合いで，運動が過負荷になっているか判断します[2]．

　心拍数での処方では，Karvonen法を使用します．Karvonen法は，目標心拍数＝〔（220－年齢）－安静時心拍数〕×係数0.4〜0.6＋安静時心拍数で計算し，運動前後で脈拍を確認します．また，運動時に不整脈が増加したり，心拍数が著しく増加したりする場合は負荷が強い可能性があるため，運動量を調整します[2]．

　運動の中止基準についてはコンセンサスが得られていません．急性冠症候群の発症や慢性心不全の急性増悪，致死的不整脈の出現，心臓突然死などの心血管イベント発生リスクを常に念頭におく必要があります．とくに残存虚血のある冠動脈疾患の患者はリスクが高いため運動に注意が必要です．このような患者の場合は，運動中に心電図モニターし，血圧の変動に注意しながら自覚症状を確認し低強度の負荷から開始します．

非透析腎不全患者の場合は，腎機能への影響を考慮しながら軽負荷から行うことが推奨されています

　腎不全の管理としては，非透析腎不全患者と透析患者に分けられます．運動時は心臓や肺などに血液が分布し，腎血流量は低下します．そのため激しい運動では腎血流量が低下し，運動の内容や頻度によっては尿蛋白が増加し，糸球体濾過率が低下し，腎機能の悪化のリスクがあるといわれており，定期的な腎機能の評価をしながら運動量を管理していくことが必要です．さまざまな腎不全の非透析患者の運動負荷量についての検討がされておりますが，現在は心疾患と同様の運動負荷量が提唱されています [1]．

透析患者の場合は，非透析日には心不全徴候に注意しながら軽負荷での運動が推奨されています

　透析患者の場合は，貧血や血圧変動などが運動への影響として考えられますが，心疾患のリハのリスク管理と同様に，自覚的運動強度に応じて軽負荷から徐々に進めていきます．非透析日には，心不全徴候などに留意し，症状がある場合は医師に相談の上，リハの可否を検討します [3]．

靴や装具使用の透析患者の場合は，体重の増減や浮腫に注意が必要です

　臨床では，透析での除水管理により下肢の浮腫や体重の増減が起こります．足病患者では免荷装具や靴を履いて管理をしますが，浮腫がある場合は，圧迫を受けて創になることがあります．また急に体重が減少し，足が細くなった場合は，装具や靴にゆるみが出てずれることがあるため，浮腫や体重増減に関しては定期的に確認します．

文献
1) 上月正博（編）：新編 内部障害のリハビリテーション．第2版．pp179-202，医歯薬出版，2017.
2) 日本循環器学会・他：心血管疾患におけるリハビリテーションに関するガイドライン（2021年改訂版）．pp36-37．https://www.j-circ.or.jp/cms/wp-content/uploads/2021/03/JCS2021_Makita.pdf（2022年2月閲覧）
3) 日本腎臓リハビリテーション学会：腎臓リハビリテーションガイドライン．南江堂，2018.

榊　聡子　IMSグループ 春日部中央総合病院リハビリテーション科

高齢者，心疾患，腎不全患者のリハビリテーションの運動負荷量は軽負荷から開始します．また，併存疾患に関してのリスク管理が必要となります．

III ── 理学療法士がどのように関わるか

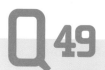

Q49

再発予防期のリハビリテーションは何を目的に，どのようなトレーニングを行いますか

足部変形を予防するため関節可動域運動や筋力トレーニング・歩行指導を実施します

　創傷治癒後は，デブリードマンや切断などにより関節を動かす筋機能が失われていることがあり，変形を起こしやすくなります．そのため，変形予防と創傷再発の予防のため，リハビリテーション（リハ）の介入が必要です．再発予防期のリハでは残存機能を評価し，改善が期待できる機能については積極的にトレーニングを行いましょう．

【足部機能評価】

　足部の関節の動きは距腿関節・距骨下関節・中足趾節間関節（MP）・近位趾節間関節（PIP）・遠位趾節間関節（DIP）の運動機能を他動的かつ自動的に確認し，左右前後のバランスを評価します．例えば，足部の回外と回内の動作を確認した際に，回外動作は正常レベルだが，回内動作に遅劣さが確認された場合，回外の力に対して回内の制御（ブレーキのようなもの）がみられずに回外方向へ足部が変形したと予測されます．また，同じように足部の底屈・背屈動作において背屈機能が著しく低下した場合には，将来的に底屈方向への変形を起こすことが予測されます．このように，変形の発生機序には上下左右に付着している筋肉の不均衡が考えられるため，予測される変形に対して，反対方向への関節可動域運動や筋力トレーニングを推奨し，周囲の不均衡を是正していくことが重要です．

【主となるトレーニング方法】

A：アキレス腱ストレッチ【図1】

　アキレス腱の短縮による足関節背屈制限は，歩行時の前足部圧の上昇と関連性が高く，創傷再発要因となるため日常的にアキレス腱のストレッチを行います．

　方法：手を壁に当てて上肢・体幹を固定します．足は前後に開き，前方足は膝屈曲方向へ，後方足は膝伸展方向へゆっくり動かします．

B：足部回外運動【図2】

　母趾側の欠損がある方，扁平足，立位荷重時に踵外反傾向に崩れる方は，後脛骨筋を主動作筋とする回外運動を行います．

　方法：端座位で股関節開排位（胡坐）をとり，練習する側の足関節を土台とする対側の大腿部より外側となるようにして，その状態から回外運動を行います[1]．伸縮性のあるゴムチューブなどを用いて抵抗運動を行うと効果的です．

図1　アキレス腱ストレッチ

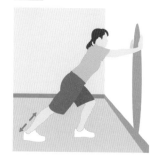

C：足部回内運動【図3】

　小趾側の欠損がある方，ショパール切断・リスフラン切断にて左右の筋バランスが内側優位の方，立位歩行時の側方動揺を認める方など，外側方向への足底負荷が懸念される場合は，回内運動を行います．

　方法：端座位にて踵部を床面に接地した状態で，外返し運動を行います．伸縮性のあるゴムチューブなどを用いて抵抗運動を行うと効果的です[1]．足部の動きと同時に膝部が動かないよう注意しましょう．

D：足趾運動（タオルギャザー）【図4】

　足趾運動は足趾の屈曲伸展運動を促し，足趾把持力を高めます．除圧靴を履く方，揃え型歩行を行う方，内在筋の萎縮を認める方には，足部機能の維持を目的に行います．

　方法：床にタオルを置き，踵部は床面に固定し足趾でタオルをつかむ動作を繰り返します．

E：歩行指導

　荷重量や運動量（歩数）・装具の摩耗状況を定期的に確認しましょう．とくに小切断患者には切断足のみならず非切断足にも過重負荷を認めるため，適正な履物と歩き方の指導を行います[2]．日常のなかで過活動が見受けられる場合には免荷デバイスの検討や歩行制限も必要になります．生活習慣により再発につながることもあるため，装具装用の状況や運動量を確認しながら生活指導を行うことが重要です．

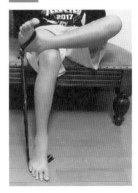

図2　足部回外運動

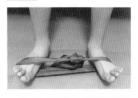

図3　足部回内運動

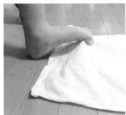

図4　タオルギャザー

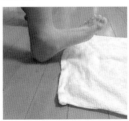

タオル把持前　　　　　　　タオル把持後

文献
1）高倉義幸，小俣訓子：足の運動療法．pp26-41，メジカルビュー社，2015．
2）大塚未来子・他：小切断患者の歩行特性とリスクについて．*J Jpn Soc Limb Salvage Podiatr MED*，**6**：167-171，2014．

大塚未来子　敬和会 大分岡病院総合リハビリテーション課

再発予防期のリハビリテーションは足の変形予防を目的に，関節可動域運動，筋力トレーニング，歩行指導，生活指導を行います．

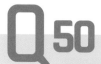

CLTI 患者の再発を防ぐには，どのような介入をするとよいですか

糖尿病を併存している患者の再発率は 60%[1]

足病患者の場合は，糖尿病による末梢神経障害や筋萎縮による変形だけでなく，創傷治療による足趾の切断やデブリードマン後に組織が癒着し，可動性が低下することがあります．よっていったん治癒しても足の形が変わることで足の圧力が一部分に集中し，創傷につながるといわれています[2]．

定期的なフットチェックが必要

CLTI 患者は動脈硬化の最重症症例です．臨床では再狭窄を起こすことも少なくありません．よって，定期的に足の脈拍を触知します．膝窩動脈，後脛骨動脈，足背動脈は表在から触知可能であるため，リハビリテーション介入前に定期的に確認することをお勧めします．また，患者本人にも自宅で定期的に足趾の色をチェックしたり，足を触り温かさを常に確認したりするよう指導を行います．

CLTI となった要因を考え介入を行います[3]

創傷発生の要因は，内的要因，外的要因に分けられます．外的要因としては関節の硬さや靴のフィッティング不良，爪の変形，足部変形などが挙げられます[4]．これらは足部の筋力のアンバランスや関節の硬さにより起こる可能性もあります．よって理学療法評価として筋力評価やアライメント評価を行い，柔軟性や筋力の改善が期待できる場合はトレーニングを実施します．

久保らの報告では前足部に創傷のある患者の多くは足関節の背屈制限があるといわれています[5]．よって，関節可動域制限がある場合は，創傷発生につながりやすいため，理学療法として関節可動域改善のアプローチを行います．また，歩容により足底圧やズレの力が発生し胼胝や潰瘍の形成につながる場合は，歩行指導や歩行補助具，インソールを使用しながら負担を減らすように介入します．

フットウェアを使用します

再発予防の介入としてはフットウェアを使用することが推奨されています[6]．予防的にフットウェアを使用する場合の再発率は 15 % であり，使用しなかった場合は 60 % といわれています．再発を防ぐには装具やフットウェアを使用することが重要です[1]．

理学療法士は患者の生活様式や身体活動量，歩容，身体機能を踏まえてフットウェア作製に関して，医師，看護師，義肢装具士と情報を共有しながら進めていきます．

多職種で指導を行います [6]

CLTI 患者は，多職種でのフットチェックを定期的に行うことで再発を減らせるといわれています [4]．理学療法士であれば先に述べたように，関節可動域の維持や改善，歩行確認や装具の装着確認などを行います．医師や看護師，義肢装具士と連携し継続して介入していくことで再発を防げる可能性があります．

文献

1) Busch K, Chantelau E : Effectiveness of a new brand of stock 'diabetic'shoes to protect against diabetic foot ulcer relapse. A prospective cohort study. *Diabet Med*, **20** : 665-669, 2003.
2) Bus SB, et al. : Elevated plantar pressure in neuropathic diabetic patients with claw/hanmmer toe deformity. *J Biomechanics*, **38** : 1918-1925, 2005.
3) 松本琴美，大平吉夫：下肢慢性創傷に対する義肢・装具の適応と義肢装具士の役割．作業療法ジャーナル，**52**(6)：544-549, 2018.
4) 河辺信秀：糖尿病足病変の臨床研究と理学療法介入．理学療法学，**40**(8)：668-695, 2013.
5) 久保和也・他：糖尿病・末梢動脈疾患患者における足関節背屈可動域と足底部創傷部位の関係．日本下肢救済・足病学会誌，**5**(2)：81-84, 2013.
6) Bus SA, et al. : IWGDF Guidance on footwear and offloading interventions to prevent and heal foot ulcers in patients with diabetes. *Diabetes Metab Res Rev*, **32** (Suppl 1) : 25-36, 2016.

Ⅲ ― 理学療法士がどのように関わるか

榊　聡子　IMS グループ 春日部中央総合病院リハビリテーション科

CLTI の再発を予防するには，多職種でフットチェックを継続的に行うこと，フットウェアを用いること，CLTI となった要因を考え理学療法介入を行うことが重要です．

105

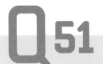

Q51

小切断患者の義肢装具にはどのようなものがありますか

切断の種類と義肢装具に求められる機能

　創傷が感染した場合や血流障害によって壊疽となった場合は，切断を選択することがあります．小切断の切断術は，おもに足趾切断，中足骨離断および切断，リスフラン関節離断，ショパール関節離断が挙げられます【図】．血流改善を目的とした血管内治療の発展と，限局された範囲でのデブリードマンや小切断で創治癒となることがあり，機能予後を考慮した場合，可能な限り残存肢を長く設定するほうがよいです．切断レベルが近位であると，足部の底背屈や内外反に作用する筋の不均衡が生じ，切断後の運動機能や足部の変形に影響します．

　小切断に対する義肢装具に求められる機能には，①関節の固定，②断端末の免荷，③肢位の保持が挙げられます．切断肢の残存筋と足部形状，関節可動域，運動機能を評価し，安定した立位や歩行を獲得するために必要な機能を見極めます．変形が著明な場合や断端に何らかの問題がある場合は，下肢を覆う範囲が多くなり，強固な固定性と確実な免荷が求められます．また静止立位時と歩行時の肢位の違いについても考慮する必要があります．

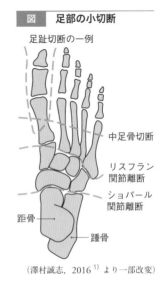

図	足部の小切断

足趾切断の一例

中足骨切断

リスフラン関節離断

ショパール関節離断

距骨

踵骨

（澤村誠志，2016[1]）より一部改変）

切断の特徴と適応となる義肢装具

　切断部位や身体機能，生活環境，活動度によって適応となる義肢装具は異なります．複数ある義肢装具のなかから，切断レベルに応じて求められる機能を選択する必要があります．

【足趾切断】

　MTP関節よりも遠位での切断です．立位の安定性や第1趾のみ前方への蹴り出しに作用するため，ストライド長が短くなる可能性があります．

　この切断レベルに対しては，足底装具や整形靴や特殊靴などの靴型装具が用いられます．もともとの切断原因となった創傷形成の起点を考えた際に，靴との不適合や，claw toe，hammer toe といった足趾変形による靴ずれなどの末梢に加わった外的要因によるものや，動脈の狭窄が考えられます．外的要因を取り除かなければ再発の可能性が非常に高いです．

【中足骨離断および中足骨切断】

　中足趾節関節での離断と中足骨での横断性の切断です．中足骨頭の有無によって断端末の

耐久性に差が生じますが，立脚中期以降に断端末にかかる圧力を軽減する必要があります．足関節の筋に不均衡はありませんが，切断レベルが近位になると，立位時に距骨下関節の外反や中足部の回内を強制される可能性があります．

　この切断レベルに対しては，特殊靴や足根義足，短下肢装具が適応となります．足関節に可動域制限がない場合は，特殊靴で問題ありません．足部が内反底屈位の場合は，活動量と断端末である程度の荷重が可能かどうかを判断し，足根義足か短下肢装具を選択します．

【リスフラン関節離断】

　足根中足関節での離断です．腓骨筋群や前脛骨筋の一部の付着部を損失することと，実長が短縮するため，内反底屈位を呈します．脚長差は生じませんが，足長の 50% を損失していることから裸足歩行は困難となります．

　この切断レベルに対しては，果義足や短下肢装具が適応となります．足関節の機能を利用して歩行することは困難で，足関節を固定し，歩行時に変化する断端をうまく収納する必要があります．

【ショパール関節離断】

　横足根関節での離断です．このレベルでは背屈筋群はすべて付着部を失うため，底屈筋との不均衡が生じます．矢状面において足関節より前方の骨長が短く，立位では足関節に底屈モーメントが生じ，底屈位を強制されます．裸足歩行はほぼ不可能で，トランスファーの支点として利用することしかできません．

　この切断レベルに対しては，果義足や短下肢装具が適応となります．また断端末で体重負荷が困難なケースも多く，膝蓋靱帯まで支持面を拡大し，断端末の免荷が必要な場合があります．

文献

1）澤村誠志：切断と義肢　第 2 版．p75，医歯薬出版，2016．

名和大輔　日本フットケアサービス株式会社

切断部位や断端の状況によって適応となる義肢装具は異なります．バイオメカニカル的な評価を行い，適切にデザインされた義肢装具を用いることで，再発予防を実現できます．

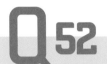

Q52 自宅での生活ではどのような問題が生じやすいですか

日常生活のなかに原因があるため，生活アセスメントを行うことが重要です

いったん創傷が治癒したからといって，その後の自宅生活において同じ環境下で過ごすことは再発リスクが高いと考えられます．なぜなら，創傷は日常生活のなかで生じる，人と環境との適応性の問題だからです．自宅で生じる諸問題と，それに対するリハビリテーション介入や指導について，実例を紹介します．

【実例1：主婦の場合】

家庭内役割として炊事や洗濯など主婦業を行う患者の場合，自宅環境の見直しとして日中作業する時間が長い炊事場に椅子と床面に除圧シートを設置し，長時間の作業が足の負担とならないよう環境調整を行いました【図1】．また，外出時においては買い物カートを用いて足の負担を軽減するよう指導しました．患者は子どものPTA行事や，地区の自治会と地域活動に参加される活動的な方です．「忙しすぎる毎日」のなかで，どのように息抜きを行うか，足の負担を軽減するか，たまには夫や子どもたちの手を借りて「一人で頑張りすぎないこと」を指導しました．

【実例2：義肢装具を装着しない場合】

もし患者が「家の中では履物を脱ぐのは当たり前」と認識している場合，装具を作製して

図1 自宅内の環境調整

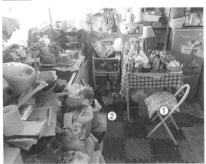

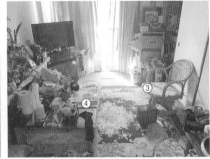

炊事場の環境調整
①椅子を設置して簡単な作業は座って行い，足の負担を軽減
②立位作業となる水回りには除圧シートを設置し，足の負担を軽減

居間の環境調整
③日中過ごすことが長い居間には，腰かけ椅子を設置
④快適な環境づくりのため，必要な物品を整理整頓しておく

図2 自宅周囲の動線の確認

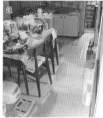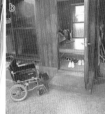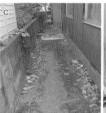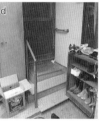

a:床面の置物, b:段差, c:不整地, d:階段

も実用的な装用は行いません. そのため, 自宅で装具を履く必要性を十分に説明し, 理解してもらうことが非常に重要となります. 装具は「足の一部」であり, 室内でも使用する必要があることを十分に説明しましょう. 患者によっては「屋内履き」「屋外履き」の2つを利用することもあります.

　また, 手指の巧緻機能が低下し, 細かな作業が難しくなっていることも考えられます.「靴紐はご自身で結べますか」「装具を履いた後にぐらぐらとした緩みはありませんか」などの具体的な質問を行いながら, 実際に装具を装着する一連の動作を確認し, 機能的な問題が生じていないかを評価し, 義肢装具士や作業療法士と協働して装具の調整を行います.

【実例3:視力の低下がみられる場合】

　視力が低下している患者は, 周りがよく見えないことで危険な場面に遭遇することがあります.「柱に足をぶつけた」「コードに引っ掛かって転んだ」などと自宅内で怪我をします. まずは室内環境を整理整頓し,「トイレに行く通路」「玄関へ行く道順」などの安全な動線の確保を行います【図2】.

【実例4:感覚障害がある場合】

　糖尿病性神経障害を呈する患者の場合には, いわゆる「足の感覚が鈍い」ことでリスクの回避が遅れることがあります. 例えば, 靴の中に小石や針などの鋭利な異物が入っていたとしても感じず, 出血して初めて気づくことがあります. また, 暖房器具 (ストーブや湯たんぽ) との距離が近いにもかかわらず温痛覚の低下により発見が遅れ, 皮膚熱傷を被った症例も経験します. よって, 神経障害を呈する方には, 危険を察知できる能力を高めるよう危険予知訓練 (KYT) の実践を行ったり, 足に対する関心をもってもらうよう足のチェックの習慣化を指導したりします.

Ⅲ ── 理学療法士がどのように関わるか

大塚未来子　敬和会 大分岡病院総合リハビリテーション課

理学療法士は自宅生活で起こり得る諸問題を解決できるよう, 自宅内とその周辺の環境調査を行い, 安全な生活の再構築に向けて環境と患者との適応性を調整していきます.

Q53

外来のリハビリテーションでは どのような介入を行いますか

外来では足部変形の程度や歩行状態を定期的に評価し，歩き方や生活動作の指導を行います．また義肢装具士とともに装具や靴のフィッティングを確認します

　当院では入院から外来に移行した患者を対象として継続したリハビリテーションの介入を行っています．とくに，入院期間中に創傷治療経過にて趾切断や横断的中足骨切断術（trancemetatarsal amputation；TMA）を施行された小切断患者については，足部変形や歩行形態の変化が再発のリスクとなるため，再発予防を目的とした定期評価を行っています[1]．

図1	小切断患者の立位・歩行評価

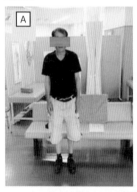
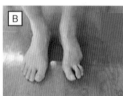
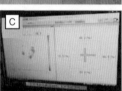
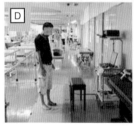
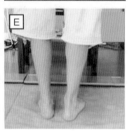
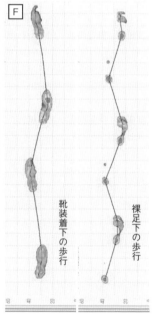

A：靴装着下にて立位評価．体幹側屈し右重心
B：左第4・5中足部切断
C：立位時の足圧分布．足跡接地情報（形状）と荷重分布を評価する．
D：立位評価の風景．患者はモニターの中にある自分の足を観察することができる．
E：後足部アライメント（荷重位）．左踵骨内反変形と左腓腹筋萎縮を観察できる．
F：靴装着下と裸足下の歩行比較．靴を履くことで左足底面の荷重分散が可能となる．

図2	左母趾潰瘍患者の外来評価（歩行観察）

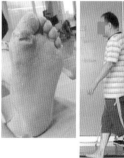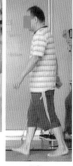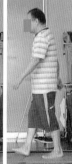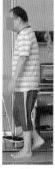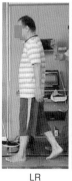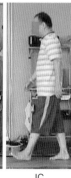

PSw　　　　　TS　　　　　MS　　　　　LR　　　　　IC

理学療法の一般的な評価（関節可動域・筋力・バランスなど）に加え，立位・歩行時の足底負荷量の評価，靴や装具の装着の程度やずれの状況，歩容や歩行量を評価します【図1】.

また，課題解決に向けて，歩行観察および歩行計測より解析して創傷原因を患者へフィードバックします【図2, 3】. さらに立脚期を歩行周期ごとに区切り，

図3	左母趾潰瘍患者の外来評価（歩行計測）

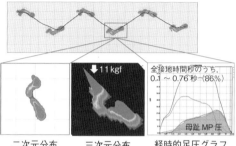

二次元分布　　　三次元分布　　　経時的足圧グラフ

↓11kgf

全接地時間秒のうち, 0.1～0.76秒＝(86%)

母趾MP圧

立脚初期（IC），荷重応答期（LR），立脚中期（MS），立脚終期（TS），前遊脚期（PSw）それぞれのフェーズの動作の確認を行います[2].

評価より足底圧の上昇や足部変形が進行していると判断される場合には，除圧用インソールや靴，歩行補助具の検討を行い，変形予防を目的としたセルフストレッチや，歩容改善のための筋力トレーニングを行いましょう.

文献
1) 大塚未来子：下肢慢性創傷のリハビリテーション. PO ジャーナル, **23**(4)：246-250, 2016.
2) Kirsten Götz-Neumann：観察における歩行分析. pp7-18, 医学書院, 2005.

大塚未来子　敬和会 大分岡病院総合リハビリテーション課

外来でのリハビリテーションでは足部評価ももちろんですが，足をどのように使っているか，動作の評価（立ち方，歩き方，装具の履き方）に着目して，足を守れているかについて，総合的に助言・指導を行います.

Ⅲ──理学療法士がどのように関わるか

111

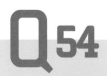

Q54

透析患者に対する注意点は何ですか

　透析患者では，腎性貧血，低栄養，炎症，動脈硬化複合症候群（malnutrition-inflammation-atherosclerosis；MIA），骨格筋減少，筋力低下，骨格筋機能異常，運動耐容能低下，易疲労，活動量減少，QOL低下を認めます[1]．透析患者はPADの合併頻度が高く，その後の生命予後は不良といわれています．PADを有する透析患者は高齢者が多く，また歩行距離が短いため，典型的な進行過程である間歇性跛行を経ずにいきなりCLTIへと進展することがあります【表】[2]．下肢大切断に至った透析患者の1年生存率は約50%と予後が不良であるため，透析患者のCLTIはより早期に発見し，重症化させないうちに治療を行う必要があります[3]．重症化予防のためには日々の創部の観察は欠かすことはできません．創傷の異常を発見した場合には直ちに主治医に報告し，対応してもらう必要があります．

　透析患者は血液透析のために週2～3回は4～5時間程度の臥床を余儀なくされ，廃用症候群を生じやすいです．以前は慢性腎臓病患者に対する運動は禁忌とされていましたが，現在では透析患者において，運動耐容能の低下は予後に影響することが明らかになっており，積極的な運動療法介入が推奨されるようになってきました[4]．運動療法を実施する際には創傷部位の対応を十分に主治医と検討した上で行う必要があります．また，全身管理については，腎疾患患者のリスク管理に関するガイドラインはなく，『心血管疾患におけるリハビリテーションに関するガイドライン』に準じることが推奨されています[5]．とくに初回介入時や運動強度を上げる際には必要に応じ，血圧測定や心電図モニターを使用する必要があります．

表 透析患者の足病変の特徴
・膝関節以下の末梢動脈に下肢PADが起こることが多い
・血管の石灰化が著明である
・血管内治療やバイパス術が困難である
・血管内治療で狭窄・閉塞が解除されても，すぐに再閉塞しやすい
・PADだけでなく，心血管障害，脳血管障害を合併しやすい
・関節症などのため歩行距離が短く間歇性跛行の症状が出にくい
・低栄養・免疫不全のため，創傷治療が遅れる
・体液過剰で浮腫を生じやすく，創傷治癒が遅れる
・血液透析で除水するたびに末梢循環が悪化する可能性がある
・尿毒症性物質の蓄積により瘙痒感が強く，皮膚の障害ができやすい
・足底の角化が著明で皮膚の亀裂を生じやすい
・まれに広範囲の最小血管の石灰化と閉塞による皮膚潰瘍を生じ，予後不良であるcalciphylaxisを発症する
・CLTIの透析患者は救肢できても生存率が不良である
・CLTIの透析患者の死因は，感染症と心血管障害によるものが多い

（日高寿美ら，2014[2]）

免荷期間中はより活動量が低下する傾向にあり，十分に関節可動域運動や筋力トレーニングを実施し，荷重開始許可後に歩行練習に移行できるように運動療法を組み立てる必要があります．

　免荷デバイス，装具や義足を使用する時期になると，新たな注意事項が発生します．それは，透析患者は浮腫を生じやすく，足部の大きさが日々変化することです．そのため，義肢装具を使用する際には，足部と義肢装具とのずれや圧迫に注意しながら運動療法を実施する必要があります．浮腫が著明な場合には，下肢挙上や弾性ストッキングの使用などの対応策も検討しておくとよいでしょう．

文献

1) 上月正博：腎臓機能障害者のリハビリテーション．PT ジャーナル，**48**(8)：691-698，2014.
2) 日高寿美，小林修三：透析患者医療現場におけるフットケア．*Medicament News*，**2176**：11-12，2014.
3) Aulivola B, et al. :Major lower extremity amputation:outcome of a modern series. *Arch Surg*,**139** : 395-399, 2004.
4) K/DOQI Work group : K/DOQI clinical practice guidelines for cardiovascular disease in dialysis patients. *Am J Kidney Dis*, **45**(Suppl 3) : 1-153, 2005（塚本雄介訳．K/DOQI 透析患者における心血管病 CVD ガイドライン．http://www.jinzou.net/01/pro/sentan/vol_9/page_3.html（2022 年 2 月閲覧））
5) 日本循環器学会・他：心血管疾患におけるリハビリテーションに関するガイドライン（2021 年改訂版）．https://www.j-circ.or.jp/cms/wp-content/uploads/2021/03/JCS2021_Makita.pdf（2022 年 2 月閲覧）

松本純一　TOWN 訪問診療所板橋

A

全身状態を管理しながら積極的に運動療法を実施します．透析患者が義肢装具を使用する際には，浮腫により靴ずれなどが生じやすく，注意が必要です．

IV. 大切断と義足処方

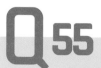

Q55

大切断の切断術と創部の管理について教えてください

大切断（大腿切断・下腿切断）の切断端皮弁の種類

　大切断を行うにあたり，まずは皮膚切開にて皮弁の形成を行います．下肢の前後方に等長の魚口状の皮弁をつくる前後皮弁法【図1】や，下肢の内外側に等長の魚口状の皮弁をつくる矢状皮弁法【図2】があります．下腿切断においては，下腿の筋肉はおもに前脛骨動脈・後脛骨動脈・腓骨動脈により血液供給がなされていますが，下腿三頭筋はそれら以外に膝窩動脈の腓腹枝からも血液供給されるので下腿後面の皮膚筋肉の血行が良く壊死しにくいため，血行障害のある患者に行われる長後方皮弁法（Burgess法）【図3】があります．Burgess法を行うと断端末のボリュームが多く，球根様に丸く膨らんだ形状をとることがあるため，断端管理にて断端形状を整える必要があります．また，前後皮弁法は皮膚縫合部が義足歩行時に創が離解する方向に皮膚ストレスが加わるので，矢状皮弁法のほうが望ましいという意見もあります．

下腿切断術のポイント

　切断レベルは膝関節面から 12.5 〜 17.5 cm の長さで骨切り（身長 30 cm につき 2.5 cm の骨切り）との目安はありますが，実際は可能な限り断端を長くすることが多いです．骨はボーンソーで切断し，腓骨は脛骨より短く骨切りを行い，脛骨前面は斜めに切り落とし，皮膚への突き上げを予防します．骨断端はヤスリで角を滑らかにします．神経には伴走血管があるため大きな神経（脛骨神経・腓骨神経・腓腹神経）は引き出して軽く牽引して，縫合糸で結紮してからメスで切離し筋肉内に埋没させます．太い血管はすべて二重結紮を行い切離し

図1	前後皮弁法

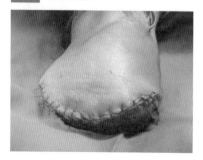

図2	矢状皮弁法

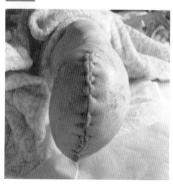

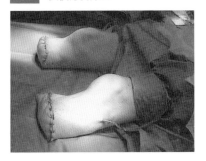

図3　長後方皮弁法

ます．術後に血管からの出血があると血腫を生じ，感染や創治癒遅延の原因となることが多いので，血腫予防のため吸引ドレーンを挿入し，断端に死腔が生じないよう包帯で圧迫します．

創部管理のポイント

手術日以降の創部の管理は，皮膚縫合部の皮膚色を確認します．血行障害がある場合は皮膚の色は他の部位と比べ暗赤色となり，次第に黒色となり壊死を認めます．また，断端部が他の部位と比べて過度に熱感がないか，疼痛がないかも確認します．熱感が強ければ感染を疑い，断端が内から膨れ上がるような疼痛を訴える場合は血腫形成を疑います．断端トラブルがなければ抜糸は通常，術後10〜14日で行われることが多いです．

文献
1) 細田多穂：手術についての理解．Q&Aフローチャートによる下肢切断の理学療法　第4版（細田多穂監修），pp33-37，医歯薬出版，2018.
2) 寺門厚彦・他：下肢切断手技と断端形成の変遷．POアカデミージャーナル，**13**(2)：57-61，2005.
3) 長島弘明・他：矢状皮弁法による血行障害性下腿切断（13例の経験）．日本義肢装具学会誌，**14**(3)：307-311，1998.
4) Lavelle DG：Amputations of The Lower Extremity. /Campbell's Operative Orthopaedics, 12th Edition (Canale ST, et al), pp674-685, Mosby, 2012.

寺門厚彦　順天堂大学医学部リハビリテーション医学

大切断の皮弁は矢状皮弁法が望ましいといわれています．術後の創部管理では皮膚色，熱感，疼痛の確認が断端トラブルを発見するために有効です．

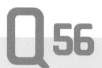

どのような患者が義足装着の対象となりますか

義足装着の対象者

　下肢切断後の移動の方法には，車椅子・松葉杖・義足を用いたものがあります．義足は高齢なほど，切断が高位なほど，処方を慎重に行うべきといわれていますが，近年は高齢者を想定した義足パーツの選択肢も多くあり，必ずしも高齢であることが義足を諦める理由にはならなくなりました．さまざまな移動方法のうち，義足装着の対象となる患者は，まずは「義足装着したい」「義足で歩きたい」という意欲のある方となります．その対象者のなかで，体力面などから義足歩行が可能か否かを判断していくことになります．術前より，①血管原性由来の間歇性跛行がある，②慢性閉塞性肺疾患などによる呼吸機能の低下がある，③術前より著しく活動量が低下しているなど，術前から低活動傾向がある方には義足持続歩行獲得に難渋することが多いですが，屋外移動は車椅子，屋内移動は義足歩行と使い分けて生活する患者もいます．

下腿切断の場合

　下腿切断者で下腿義足歩行が可能かを判別するのに，膝立ち動作が可能かを確認します【図1】．膝立ちとは「膝関節90°屈曲，上半身直立し，上肢を体幹側につけた姿勢」をいい，膝立ちは支持基底は両下肢前面で形成されていますが，膝関節を屈曲した状態で股関節を伸展させるので重心の位置は高くバランスは不安定なため，姿勢の維持には体幹・股関節周囲筋の筋力が必要となります．また膝歩き動作はバランスの保持や前方への推進力を生み出すため，体幹や骨盤周囲筋群の筋力も必要となります．下腿義足は患者の膝蓋腱部で義足ソケットに荷重します．膝立ちした際に膝蓋腱部に体重がのるため，膝立ち動作は下腿義足装着の模擬動作にもなります．よって「膝立ち・膝歩き」が可能であれば，下腿義足歩行に必要な体力が十分にあることが推測されます．膝立ち動作が困難であったとしても，本人が義足装着を希望している場合はリハビリテーション（リハ）にて膝立ち動作ができるような体力回復を図れば，下腿義足練習への土俵に上がれるようになります．

図1　膝立ち動作

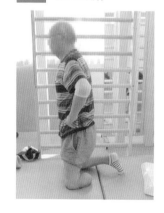

大腿切断の場合

　大腿切断者で大腿義足歩行が可能かを判別するのに，座位からの立ち上がり動作【図2】と健側片脚立ち動作【図3】が可能かを確認します．大腿義足を支えるため

図2　立ち上がり動作	図3　健側片脚立ち動作

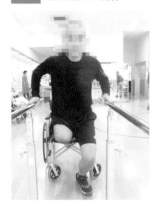 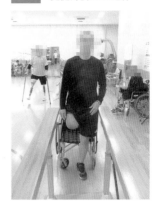

には健側筋力が大切であるため，自力で座位から立ち上がり動作ができるかが重要になります．上肢の支持を用いてでも立ち上がり動作が可能であれば大腿義足装着は可能となります．健側片脚起立時間が長ければ長いほど耐久性があり，大腿義足歩行に必要な体力が十分にあることが推測されます．座位からの立ち上がり動作が困難でも，本人が義足装着を希望している場合は，リハにて座位からの立ち上がり動作の獲得練習を行います．耐久性の低下に対しては心肺機能の再調整を行った上で，リハを毎日行い体力回復を図れば，大腿義足練習への土俵に上がれるようになります．

文献
1) 梅澤慎吾・他：血管原性切断高齢者の義足リハビリテーション．日本フットケア学会雑誌，**12**(2)：61-70，2014．
2) 中村隆一・他：基礎運動学（第6版補訂），pp347-377，医歯薬出版，2014．
3) 二ノ神正詞，山本敬三：膝立ちからの一歩踏み出し動作のメカニズム．理学療法学，**44**(2)：88-100，2017．
4) 後藤悠人・他：片麻痺患者における膝歩き動作の運動特性．理学療法学，**40** Suppl.(2)：S-B 神経 -001，2013．
5) 水落和也：高齢切断者の義肢処方とリハビリテーションアウトカム．*Jpn J Rehabil Med*, **45**(6)：335-338，2008．
6) 武居光雄：下肢切断を合併した透析患者のリハビリテーション医療．*Jpn J Rehabil Med*, **55**(10)：838-844，2018．

寺門厚彦　順天堂大学医学部リハビリテーション医学

A

「義足装着したい」「義足で歩きたい」という意欲のある患者が義足装着の対象となります．下腿切断の場合，膝立ち動作が可能であれば下腿義足歩行獲得が，大腿切断の場合，座位からの立ち上がり動作と健側片脚立ち動作が可能であれば大腿義足歩行獲得が可能です．

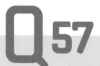

Q57
義足支給制度と作製のフローを教えて ください

仮義足について

　下肢切断者に対して，義足装着・歩行が可能かを評価し，歩行練習を行い，歩行技術の習得を目的として製作される，初めての義足を「仮義足」と呼びます．「医療用仮義足」や「練習用仮義足」とも呼ばれます．病気や怪我によって失われた機能を取り戻すための義足という考え方で，健康保険で義足製作費用の支給を受けることができます．しかし，健康保険証を提示し治療に対しての自己負担額を病院の窓口で支払う医療費と異なり，治療用装具の療養費の取り扱いとなります．具体的には，義足費用を製作業者に全額支払い，医師の義足装着についての指示書を添えて加入している健康保険へ申請することで，医療費の自己負担割合に応じて義肢費用の還付を受けることができます．生活保護受給者は，医師の治療材料要否意見書を提出することで，医療扶助として支給されますので，生活保護のケースワーカーに相談ください．また，切断後，長期の年月が経っていても，仮義足の療養費支給制度の利用に差し支えはありません．

本義足について

　仮義足を製作，歩行技術を習得し，日常生活に戻った後にも，断端の周径変化による義足の不適合や，義肢部品の破損のため，義足の製作や修理の必要性が生じます．仮義足製作後の，2本目以降の義足を「本義足」と呼びます．本義足の支給は，下肢切断の身体障害者が日常生活を営むことに対しての支援という考え方で，障害者総合支援法における補装具の支給の項目に基づきます．そのため，支給を受けるためには，身体障害者手帳を所持し，障害内容に「下肢切断」の記載があることが条件となります．切断者の費用負担は，原則1割ですが，収入に応じて自己負担額の上限が決められています．本義足製作前に，市区町村の障害者担当窓口で，補装具支給の申請を行います．その後，使用中の義足について修理や新規製作が必要か，都道府県および政令指定都市が判定を行います．判定の結果，補装具の支給決定が下りた後，本義足の修理または製作が可能になります．仮義足および本義足で支給対象となる義足部品は，補装具基準表で定められています．

　仮義足と本義足の比較を【表】に示します．

義足製作時の注意点

　「仮義足」という言葉の印象から，「未完成なもの」「不完全なもの」「一時的に渡されるもの」で，「本義足」製作で義足が「完成」する，というイメージをもたれる方が，切断者本人のみならず，医療・行政関係者にも多くみられます．しかし，「仮義足」と「本義足」は，義足の費用支給制度上の区別で，構成される部品に差があるものではありません．切断者に

	仮義足	本義足
制度	治療用装具の療養費支給	障害者総合支援法における補装具の支給
必要なもの	健康保険証（社保・国保・後期高齢） （生活保護の場合，医療扶助）	身体障害者手帳
費用負担	健康保険の自己負担と同じ割合	義足費用の1割 本人の収入に応じて負担上限有
費用手続き	義足費用全額を支払う その後，健康保険へ還付手続き	市区町村の障害者担当窓口へ申請 その後，都道府県による判定を経て，支給決定へ

とって，仮義足は歩行技術を習得するために製作する大切な義足ですので，切断者本人の身体機能，社会的背景を汲み取り，適切な義足部品の選択につなげることが重要です．

　断端の再形成や原病の進行による再切断手術で，病相が変わることにより，製作する義足が仮義足・本義足のどちらの支給制度に該当するのか，判断が難しいケースがあります．義肢製作前に，健康保険や市区町村の障害福祉担当窓口へ，適用制度の確認を行うことをお勧めします．

　仮義足製作時は，切断者本人が義足費用の全額をいったん支払う必要があります．しかし，費用が準備できず，仮義足の製作を諦めざるを得ないケースが存在するのが実情です．使用部品によって義足費用は上下しますが，下腿義足は50万円前後，大腿義足・股義足では70〜100万円ほどをおおよその目安金額として捉えておくとよいでしょう．切断者にとっては多額の負担を強いられますので，義足製作前に支払い可能かどうか確認を行うことは重要です．費用の工面が難しい場合，社会福祉協議会による生活福祉資金貸付の利用など，ソーシャルワーカーを交えて支援を検討しましょう．

IV｜大切断と義足処方

仁科泰助　鉄道弘済会 義肢装具サポートセンター

A

切断術後，歩行技術習得のために最初に作る義足を「仮義足」と呼び，医療保険で義足費用の支給を受けることができます．それに対し，仮義足作製後，作製および修理する義足を「本義足」と呼び，障害者総合支援法に基づき，義足の支給を申請します．

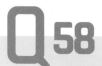

Q58
断端管理は義足作製にどのように影響しますか

断端管理とは

切断術翌日の断端は浮腫により硬く，皮膚が張った状態となります．これは手術による組織損傷や切断後の断端では筋収縮が行われないため，筋ポンプ作用が不十分となり浮腫を生じます．断端を適度に圧迫することで，浮腫の軽減や断端輪郭形成，創治癒を促すことを断端管理といいます．また，断端管理にて硬い断端がマシュマロ様の軟らかさになり，張っていた皮膚に皺が生じる状態になることを断端成熟といいます．

断端管理の方法

術後の断端管理は過去よりさまざまな方法が採られてきました．

【ソフトドレッシング（soft dressing）】

断端縫合部から近位に向け弾性包帯を巻く方法で広く行われています【図1】．利点は装着が容易，低コスト，創部観察が可能であることです．欠点は適切な圧を加えて弾性包帯を巻く技術が必要で，不適切であると断端形状が不良で，断端成熟に時間を要し，断端痛や関節拘縮を生じさせることです．

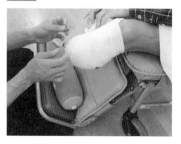

図1　ソフトドレッシング

【リジッドドレッシング（rigid dressing）】

術直後の断端にギプス包帯を巻きソケットを作製し，断端固定，血腫および浮腫の予防を図る方法です．利点は創治癒が良好で，関節拘縮を生じにくく，早期に断端成熟が得られることです．欠点は創部の観察が困難でありPADによる切断例に対応しがたいことです．

【リムーバブルリジッドドレッシング（removable rigid dressing；RRD）】

リジッドドレッシングの欠点を改善させた下腿切断後の断端管理法です．断端袋を断端に履かせ，石膏ギプスで作製したソケットを装着します．ソケットは膝の大腿骨顆部を覆わないので，着脱が可能となり創部観察ができます．

最近はRRDを簡易化した機器があります【図2】．吸引ポンプで製品バッグ内部を真空にすると，断端に一致したソケットを形成します．バルブを緩め真空を解除すると元の柔軟な状態となり，創部観察が可能となります．

【スタンプシュリンカー（stump shrinker）】

ソフトドレッシングの弾性包帯に代わるものとしてスタンプシュリンカーがあります【図3】．スタンプシュリンカーは近位部から断端末部に向かって段階的に圧迫が強くなる設計

図2 リムーバブルリジッドドレッシング

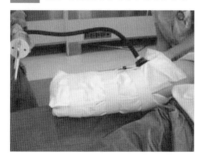

図3 スタンプシュリンカー

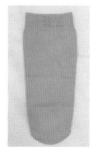

で，ストッキングのように装着し断端を適切に加圧することができる断端袋です．外れにくく，長時間の固定が可能で断端の浮腫を防ぎます．

【シリコーンライナー（silicone liner）】

シリコーンライナーとは内部にシリコーンが裏打ちされたスリーブ状の構造をしている義足パーツです．装着により断端皮膚に一定の圧力を加えることができるので，術後の圧迫療法に使用し断端成熟を促進させます．

さまざまな断端管理の方法がありますが，実際に多いのはソフトドレッシング，スタンプシュリンカー，シリコーンライナーを用いた断端管理法です．

断端管理と義足作製

断端に硬結が残っている間は断端周径が細くなる可能性があります．一方，義足のソケットは熱硬化性樹脂や熱可塑性樹脂が硬化した状態であるため周径の変更は困難です．そのため断端未成熟の段階でソケットを作製すると，断端成熟時に断端がソケット内で滑り落ち疼痛が出現します．よって周径変化が乏しくなる断端成熟の段階でソケットの採型が行われます．早期に義足装着練習を開始するには断端成熟を促進させる断端管理法が重要となります．

文献
1) 脇元章博：理学療法関連用語　正しい意味がわかりますか？　断端管理. PTジャーナル, **45**(11)：957, 2011.
2) 木村浩彰：切断・断端管理と義足の適応. *Jpn J Rehabil Med*, **55**(3)：242-248, 2018.
3) 戸田光紀, 陳　隆明：最新の断端管理. *Jpn J Rehabil Med*, **55**(5)：378-383, 2018.
4) 塚本芳久, 渡辺　進：Removable Rigid Dressing による切断端管理の紹介. *J Clinic Rehab*, **4**(1)：99-101, 1995.

寺門厚彦　順天堂大学医学部リハビリテーション医学

A

断端に硬結が残っている間は断端周径が細くなる可能性があるので断端管理にて断端成熟を促します．断端成熟の目安はマシュマロ様の軟らかさです．断端成熟したらソケットの採型が可能になります．

IV｜大切断と義足処方

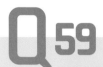

糖尿病足病変に起因する切断者を
初期評価する上でのポイントは何ですか

初期評価は，目的を明確にして行います【表】．要点は，リスクを知ること，また時期によって評価の目的が異なることです．これは義足作製を境にして，前後の目的が異なるためであり，「義足作製まで」「義足初装着時」を区別して考えます．以下は下腿切断例です．

リスク管理

糖尿病起因の合併症や高血糖症状と，運動療法のバランスを考慮します．義足歩行の獲得を目指す以上，運動機会を失うことの予後不良をリスクとして，リハビリテーション（リハ）を進める意識が重要です．昨今，安静が廃用症候群を引き起こすとする見解が明らかになっており，定期的な運動が，血液透析患者の生命予後に好影響を与える結果が示されています[1]．循環障害かつ高齢であることを想定すると，低血糖症状や合併症による創傷～潰瘍形成に注意を要します．インスリンを使用する場合は，運動量の上昇が低血糖症状を引き起こす原因となります．この場合は，運動量を下げて管理するだけでなく，インスリンの特性も考慮し，運動による血糖管理効果に合わせて，単位数を減らすことも考えます．1回の運動で消費されるエネルギーが少なくても，継続により血糖値が改善することが多く，これが運動効果としてのインスリン抵抗性改善作用といえます．

義足作製から装着開始まで

【義足作製を始めるまで】

①作製に適した断端

採型可能な目安は，膝蓋腱と断端末付近の周径が同値になることです．かつ日内変動の減

表 　義足リハビリテーションの評価内容と目的

		1. 医療情報の聴取	2. 社会的情報の聴取	3. 断端および周辺の状態	4. 残存肢の状態	5. 義足の評価	6. 動作の評価
内容		透析の有無 インスリン 合併症の状態 服薬の種類 入院（臥床）期間 温存の治療期間 既往症 バイタルチェック	生活歴（活動度） キーパーソン 住居，周辺環境， 社会資源利用の経験 身体障害者手帳取得状況	形態測定（断端長・周径），断端管理（成熟の促進・周径の安定） 皮膚の耐性，間隔，皮膚温（動脈の触知），痛み 軟部組織量や硬さ，筋力・可動域	上肢（握力・把持力・巧緻動作） 非切断側下肢（感覚・創傷・皮膚温） 筋力・可動域・立位バランスなど 合併症の状態 （例：神経麻痺によるclaw toe）	荷重（除圧）方法 懸垂方法 ソケット容積 装着 or 荷重時の痛み アライメント 部品選択	起居動作 脱着動作 荷重・歩行 応用動作
目的		リスク管理	ゴールの設定 ゴールの共有	早期の義足作製 装着方法の決定 リハ阻害因子の除去	早期の義足作製 装着方法の決定 多様性の獲得	リハ阻害因子の除去	3～5の効果判定

図	立ち上がり動作時の課題

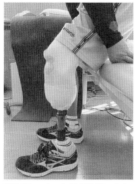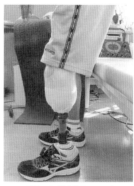

①膝窩にソケット壁が接触しやすいので，手前に足部を位置させづらい
②脛骨端がソケットに接触しやすく痛みが生じる可能性あり
③①・②の課題により，立ち上がり動作自体が困難な場合あり

少を目標にして管理します．方法はライナー，弾性包帯などを用います．

②作製に適した身体機能

　大腿義足は立位で採型するため，両手支持で20分前後の立位保持能力が求められます．一方，座位での採型が可能な下腿切断は，最低でも座位保持が必要です．

③作製に値する妥当性の共有

　昨今の疫学傾向を汲めば最も重要なのが③です．義足で可能になる最低限の生活動作と，それに要する期間・労力・義足の費用の情報提供を行い，病院スタッフ，患者，義肢製作所，患者の家族といった関係者すべてが，納得の上でリハを進めることが必要です．

【義足初装着時の評価】

　義足装着による立ち座りを例にすると，平行棒把持で可能かどうか，もし難しい場合は離殿が可能かどうかを観察します．立ち座りでは，膝関節の屈伸の際に，脛骨端がソケット前壁に接触して痛みを誘発しやすくなります【図】．非切断側の支持性低下に伴い，立ち上がりには切断側も活用することが望ましいですが，ソケット後壁と膝窩の接触により，義足の足部を手前に位置させることが困難な場合があります【図（右）】．

文献
1）村上卓也・他：入院透析患者のADL低下は生命予後予測因子である．透析会誌，**47**(2)：129-136，2014．

梅澤慎吾　鉄道弘済会 義肢装具サポートセンター

A

　糖尿病性壊疽は，感覚麻痺と皮膚の脆弱性により創傷リスクがありますが，ASOが既往の患者は，多少の圧迫でも痛みを訴えることが多く，課題は多様です．しかし，共通する問題は「リハビリテーションの成果が出せないリスク」です．速やかに義足作製を行い，義足装着の期間を増やすことが重要です．

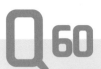

Q60

装着方法やソケットの種類（荷重・懸垂方法）はどのようなものが選択されることが多いですか

装着方法の選択基準

下腿義足の場合，大きく分けてソフトインサート式，ライナー式（ピン，または吸着）の2つの装着方法があります【図1】．前者は，靴下のような布（断端袋）を断端に装着し，その上に発泡ウレタンのインターフェースを介してソケットを履くタイプです．断端袋が緩衝材および汗の吸収を担い，発泡ウレタンで断端を保護する構造となっています．断端袋を毎日（あるいは，1日数回）交換することにより，ソケット内の快適性，衛生環境が保てます．

後者のライナー式は，ゲル状の素材をインターフェースとして装着するタイプで，断端皮膚にしっかりと密着するため，荷重した際に皮膚表面にかかる剪断力を減少させる働きがあります．また，骨突起部に対する緩衝作用も大きく，近年では，新規切断者の第一選択となっています．

荷重方法の選択基準

下腿義足における荷重方法は，2種類に大別されます．一つは，PTB（patellar tendon bearing）式と呼ばれる膝蓋靱帯，膝窩部（膝の後面），前脛骨筋などの軟部組織での選択的荷重を行う方法です【図2】．局所的に加圧する一方，骨突起部は除圧して空間を設けるため，メリハリのあるソケット形状となり断端の落ち込みを抑え，ソケット内での断端の回旋が起こりにくいという特徴があります．

もう一つは，TSB（total surface bearing）式と呼ばれるソケット内の全表面での体重支持を行う方法です．骨突起部および断端末を含めた全体で支持して圧力分散を行うため，局所的な負荷が少ないのが特徴です．断端周径の変化が起こりやすく，皮膚が脆弱かつ感覚が鈍

| 図1 | 下腿義足の装着方法の例 |

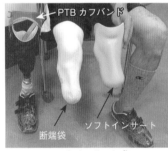
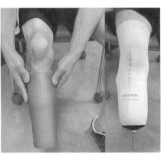
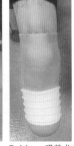

ソフトインサート式　　　　　　ライナー・ピン式　　　　　　ライナー・吸着式

麻であることが多い循環障害切断端には，この2つの形状の利点をあわせもつ荷重方式でソケットを製作することが多くなります．

懸垂方法の選択基準

下腿義足の懸垂方法は，おもにPTBカフバンド式，ライナー式（ピン，または吸着）が挙げられます．PTBカフバンド式は，皮革製のベルトを膝蓋骨上縁～大腿骨顆上部～膝裏にかけて回して義足を持ち上げる方法で，締め具合の調整や脱着が容易です．締め付けによる膝窩動脈への過度の圧迫や皮膚への食い込みが起きないような配慮が大切です．

ライナー・ピン式は，ライナーの先端にピンがついてお

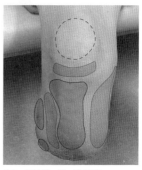

図2 下腿義足の選択的荷重方法PTB式の例

（赤：荷重部　黒：除圧部）

り確実な懸垂が可能で，末梢循環障害により断端の周径変化が大きい方でも，ライナーの上から断端袋を履くことにより，切断者自身でソケットの適合度を調整できるのが利点です．切断初期の軟部組織の多い断端では，ライナーの先端に付いているピンの向きが安定せず，装着に時間を要することがありますが，その際はソケットに穴をあけてピンの位置が確認できるように工夫します．遊脚期には断端末に義足を懸垂する力が大きくかかるため，断端末に植皮がないことの確認が必須です．断端末への過負荷を避ける方法としてライナー・吸着式があります．こちらは，ソケット内での断端の回旋を抑制する効果が高いという特徴もあります．

大腿義足の場合も，ライナー式（ピン，または吸着）が選ばれることが多いです．その他の方法として，バンドで引き込むキスキットの利用が考えられます【図3】．座位でのライナー式義足の装着が困難な方の解決策の一つとして有用です．

図3 大腿義足の懸垂方法の例「キスキット（ottobock社製品）」

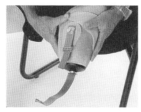 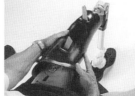 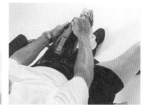

バンドが付いたシリコーンを装着　ソケットの穴からバンドを出す　バンドを引っ張ってソケット装着

大野祐介　鉄道弘済会 義肢装具サポートセンター

A

病態，残存筋力，皮膚の状況などの情報をしっかりと把握した上で，適切な装着方法，荷重方法，懸垂方法を選択することにより，義足の使用が容易になります．

IV—大切断と義足処方

Q61
義足装着後のリハビリテーションで
重要なポイントは何ですか

全体像の把握

　PAD により切断した方が義足装着する場合は，以下のような問題があります【図 1】.

　義足装着を継続することを目的として，【図 1】のように，リハビリテーション（リハ）を阻害する因子に対して，適切に問題を解決することが必要です．義足装着の練習時間を増やす理由は以下の①〜③です．①切断肢の循環が担保されており，身体的課題はむしろ少ない．②非切断側に偏重する動作戦略では，非効率かつ運動負荷も高い．③義足のリハで断端変化に対応した義足装着が最も難しい．これらは，義足装着時間を増やすことで身に付く可能性が高いです【表】.

装着のイメージ

　リハ阻害因子を解決するためには，最低限の「適正な装着」のイメージが必要です．それを理解することで，起こっている原因を，①装着者の装着技術，②ソケットの不適合，③新規切断であるがゆえの問題のいずれかに整理することができます【図 2】.

図 1　義足装着の問題

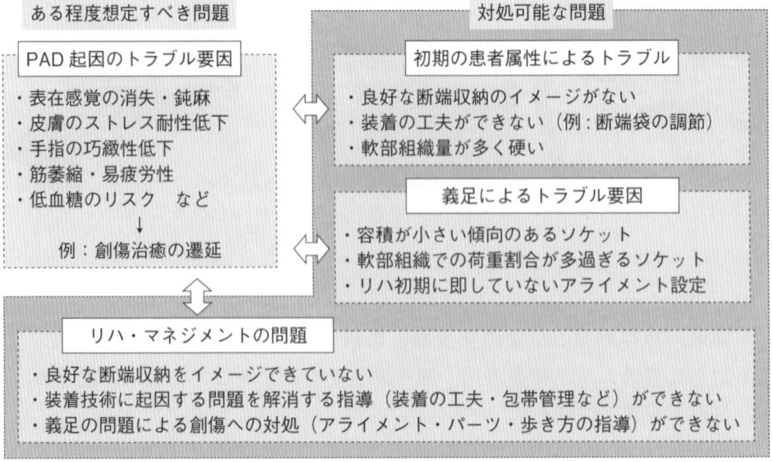

ある程度想定すべき問題

PAD 起因のトラブル要因

- 表在感覚の消失・鈍麻
- 皮膚のストレス耐性低下
- 手指の巧緻性低下
- 筋萎縮・易疲労性
- 低血糖のリスク　など

　↓

例：創傷治癒の遷延

対処可能な問題

初期の患者属性によるトラブル

- 良好な断端収納のイメージがない
- 装着の工夫ができない（例：断端袋の調節）
- 軟部組織量が多く硬い

義足によるトラブル要因

- 容積が小さい傾向のあるソケット
- 軟部組織での荷重割合が多過ぎるソケット
- リハ初期に即していないアライメント設定

リハ・マネジメントの問題

- 良好な断端収納をイメージできていない
- 装着技術に起因する問題を解消する指導（装着の工夫・包帯管理など）ができない
- 義足の問題による創傷への対処（アライメント・パーツ・歩き方の指導）ができない

表　リハビリテーション初期の習熟難度と想定される運動負荷

リハ内容		義足非装着					義足装着					
		起居移乗動作	車椅子駆動	弾性包帯管理	立ち上がり・片脚立位	松葉杖移動	義足装着	義足荷重	立位保持	平行棒内歩行	屋内歩行	応用歩行
習熟難度 & 運動負荷	高	○		○ 習熟難度	○	○	○ 習熟難度	○			リハ初期は行わない	
	中		○					○				
	低		○ 運動負荷	○ 運動負荷			○ 運動負荷	○	○	○		

図2　ソケット収納のイメージ

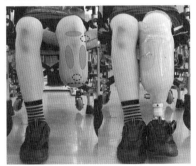

・荷重させる場所（赤）
・とくに荷重させてはいけない箇所（破線）

図3　非切断肢の麻痺や変形

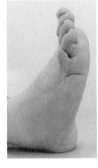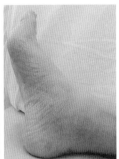

PADに頻発する課題

　PADによる切断について，非切断肢が良好な状態でないケースが多くみられます．足趾の合併症である神経症の影響は，表在感覚鈍麻にとどまりません．内在筋の麻痺は，創傷リスクを高めるだけでなく，支持基底面が狭小化して歩行が不利になります【図3】．

梅澤慎吾　鉄道弘済会 義肢装具サポートセンター

A

　義足装着で起こる断端トラブルを適切に解決することが，義足装着練習の継続につながります．原因は装着者の技量によるものと義足調整の問題に加え，切断術から時間が経っていないことも影響します．いずれも「適正な装着」をイメージすることが問題解決にとって重要です．

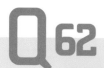

Q62 義足のアライメント設定は理学療法にどのような関わりをもちますか

アライメント設定の意味

「装着者と義足の位置関係を操作する行為」がアライメント調整です．これは理学療法の手段の一つであり，アライメント調整は治療行為であるといえます．例えば，下腿切断者の二足立位保持を目標としたとき，その目的に沿って成果を出すには，①装着者の能力および機能が向上する，②義足が立ちやすい環境で機能する，これら双方が求められます．それぞれに従えば，①は「筋力向上」「関節可動域改善」「装着技術の習得」という手段になり，②は「痛みなく力の伝達できるソケット適合」「部品選択」「アライメント設定」「靴選び」などと大まかに説明できます．具体的なイメージとして，部品選択（種類，硬さ，サイズ）やアライメント設定は「義足の支持面を広く保つ」ために行う手続きです【図1】．

仮に，筋力，関節可動域，痛み，断端所見，装着技量に問題がなく，作製された義足も問題がなければ，アライメント設定を変更する必要はありません．しかし新規切断者，かつPADにより切断する者は多くが高齢者であり，「教科書通りの義足を装着して安楽に立てる」状況は皆無です．リハビリテーション初期に，義足荷重を促進させる目的でアライメント調整を行うことは，身体アプローチに比較して即時効果があり，早急に成果が必要な場合や，外来対応で時間が取れない場合など，環境，コスト，労力の面で合理的なアプローチです．

図1　二本足で立つ目標には多角的な評価ピースが存在する

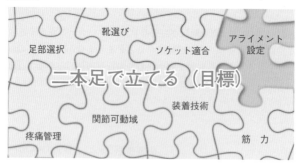

義足特有の影響

片脚立位保持が不可能なPAD切断者の属性を想定すればこそ，支持基底面を広くする目的でアライメント操作を行うことが有効といえます．しかし効果的なアプローチとするためには，以下1〜3のように，義足特有の性質を理解することが必要です【図2】．

図2　足部のロッカー機能

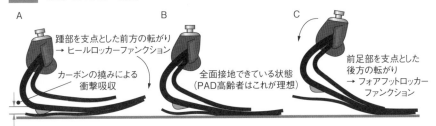

A

踵部を支点とした前方の転がり
→ ヒールロッカーファンクション

カーボンの撓みによる
衝撃吸収

B

全面接地できている状態
（PAD高齢者はこれが理想）

C

前足部を支点とした
後方の転がり
→ フォアフットロッカー
ファンクション

A：踵部周囲のみが基底面，B：全体的に接地，C：前足部のみが基底面

1. 硬いソケットに断端を収納する構造は，基底面の都合だけで操作できない場面があります．
2. 義足の足部は動きの多様性がないため，適正に操作しないと逆効果になります．
3. ロッカー機能が床の全面接触に作用しますが，多様性のない足部はその傾向が極端です．

アライメントのケーススタディ

　義足は，【図3(左)】のような姿勢を想定して組み立てます．しかし同じアライメント設定を施しても，全身状態の悪い下腿切断者の場合，【図3(右)】のような姿勢保持がみられることがあります．これは，関節可動域が正常でも起こりうる現象です．原因として，能力低下により片脚立位保持ができないため義足に依存する不利を，義足の接地面積を広くして対処する本人の意図が影響すると考えます．義足に対して荷重線が後方に位置する理由は，生体の足関節背屈が立位保持に貢献するのに対して，義足の足部は，前足部がわずかに撓む構造で，背屈が不十分，かつフォアフットロッカー優位となり，後方重心が助長されるためです【図2】．このような問題は，ソケットの屈曲角度を増す調整で解決する可能性があります．

図3　義足装着時のスタティックアライメント

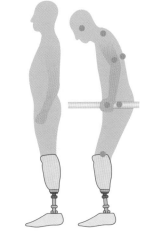

左：一般的な想定のアライメント
右：初装着時の PAD 高齢者にみられる姿勢保持

IV｜大切断と義足処方

梅澤慎吾　鉄道弘済会 義肢装具サポートセンター

A

　義足のアライメント設定は，理学療法の手段の一つです．とくに残存肢に不利が多い PAD 切断者の場合，安心感をもって義足荷重を促進する目的で行うアライメント設定は，アプローチとして有効です．

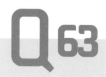

義足パーツについて教えてください

　義足は，足部，膝継手，股継手などの関節部およびそれを連結するパーツで構成されており，切断部位，残存肢や断端の筋力，断端長などによって使用するパーツが異なります．2021年に告示された厚生労働省の完成用部品価格表（骨格構造義足）には，およそ110個の足部，100個の膝継手が掲載されています．それらのパーツからPADによる大切断の場合に必要な要素を加味して，義肢装具士，理学療法士，医師などが多角的に検討を重ね，適切なパーツを選ぶことが大切です．

足部の選択

　立位の安定性を重視する場合にはSACHタイプ，歩行スピードに幅がある場合にはエネルギー蓄積タイプが選択されます．単軸タイプは足底の全面接地がスムーズで安定感を得られるメリットがある一方，下腿義足の場合，後方バンパーの沈みが大きいと膝関節過伸展の力が働きやすいので，選択する際は見極めが必要です．

膝継手の選択【図1】

　PADによる切断の高齢者や健側の筋力の弱い方は，膝折れの危険性が少なく，立位の安定性が高いパーツを選ぶ必要があります．固定式は，常時，膝関節伸展位で固定されており座位をとる際には，ケーブルやボタンの操作で膝の固定を解除する構造になっています．立位保持が難しい方や，屋内での歩行を前提にする方に選択されます．また，リハビリテーションに合わせて固定と遊動を切り替えできるもの，着座の際は適度な油圧抵抗を伴いながら膝がゆっくり曲がり安全な座り動作をサポートするものなどもあります．荷重ブレーキ式は，立脚初期に膝折れ防止機構が働き，遊脚相では膝関節が自然に曲がる軽量パーツで座位への動作もスムーズに行うことができます．

その他のパーツ

【懸垂用スリーブ】【図2】

　ソケットの上から装着することにより懸垂力の向上，ピストンの減少，断端への負荷の軽減が達成できます．長距離移動する場合や，創ができそうな場合など，場面を選んで装着するだけでも効果は期待できます．

【ライナー】

　代表的な素材として，アレルギー反応は少ないがやや高価で比較的しっかりした硬度のあるシリコーン製，熱を加えて意図的に形を変化させることができ，使用しているうちに断端の形状に馴染んでくるコポリマー製，それら2つと比較して，収縮のスピードが皮膚に似ているため，滑らかに断端にフィットし除圧効果に優れ骨突起がはっきりした断端の方でも

図1　低活動者の膝パーツのイメージ

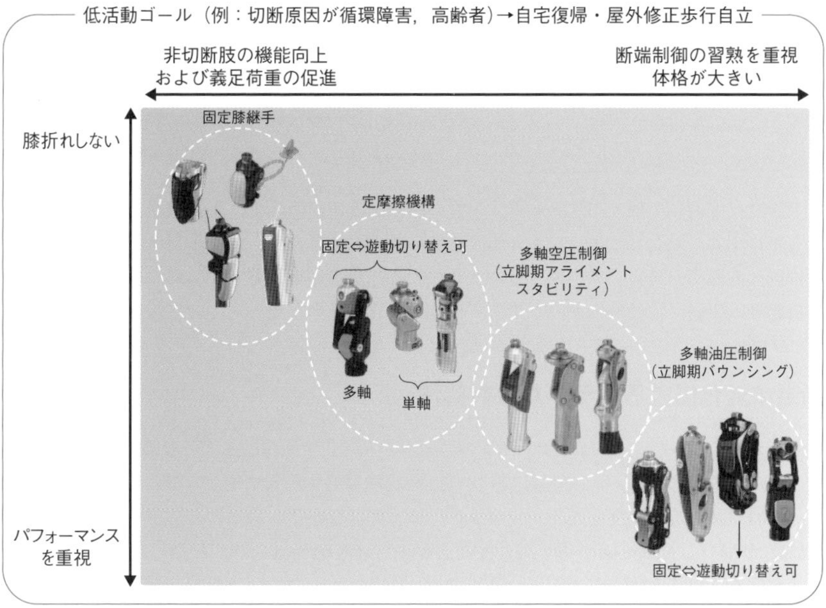

低活動ゴール（例：切断原因が循環障害，高齢者）→自宅復帰・屋外修正歩行自立

非切断肢の機能向上
および義足荷重の促進

断端制御の習熟を重視
体格が大きい

膝折れしない

固定膝継手

定摩擦機構

固定⇔遊動切り替え可

多軸空圧制御
（立脚期アライメント
スタビリティ）

多軸油圧制御
（立脚期バウンシング）

多軸　　単軸

パフォーマンス
を重視

固定⇔遊動切り替え可

（梅澤慎吾，2018 [1]）より一部改変）

対応可能なポリウレタン製などが挙げられます．使用される切断者の断端の状態と相性のよい材質，硬度，特性を選ぶことが大切です．

文献
1）梅澤慎吾：部品選択の各論．Q&A フローチャートによる下肢切断の理学療法　第4版（細田多恵監修），p236，医歯薬出版，2018．

図2　懸垂用スリーブの使用例

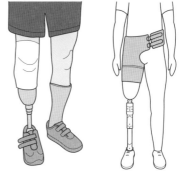

左：下腿切断用，右：大腿切断用

大野祐介　鉄道弘済会 義肢装具サポートセンター

A

情報をしっかり集め，関係する医療従事者で相談しながら適切なパーツを選択することが，義足生活を送ってもらう上で患者の安心感につながります．

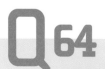

Q64

義足装着で断端にトラブルが生じたときは どのように対処すべきですか

　大切断に至った PAD の方の皮膚は，弾力性や保護作用の低下，脂肪組織の減少，感覚鈍麻などにより，傷などのトラブルが生じやすい状態にあります．評価項目として，皮膚のどの位置に擦過傷，発赤，水疱などがあるか，軟部組織の硬度はどうか，熱感はあるか，痛みは自発痛，圧痛，運動痛のどれかをまず確認します．その上で，断端のソケットへの収納状況（断端が太くなっているか，あるいは，痩せて緩くなって落ち込んでいるか）を把握します．

断端の変化によるトラブルと対処法

　断端が細くなったことによりソケット内で断端が深く入り込み過ぎている場合は，膝蓋骨下縁および腓骨頭の下端，脛骨内側フレア部，断端末などに圧痛や傷がみられることが多いです【図a】．即時的な調整として，ソケットの荷重面の適正化を図るべく皮革やパッド，パテ（樹脂）を用い，容積を縮小させ適合度を上げます【図b】．この際，断端の近位のみを圧迫してしまうと血流を阻害してしまいますので，PAD の方に対しては注意が必要です．また，断端に日内変動がある場合は，ストッキネットを装着したり，断端の先端のみを包む断端袋などを使用したり，適切なソケット位置に断端がとどまるように調整を行います．下腿義足のライナー・ピン式の場合，断端袋を多く追加しすぎるとピストン運動が大きく現れることがあります．そうした際には，PTB（patellar tendon bearing）カフベルトや懸垂スリーブを追加することが有効です．

　浮腫などによりソケットに断端が収まりきらない状態で義足を履き続けていると，断端末に隙間が生じてうっ血が生じることがあります．就寝している間にスタンプシュリンカーを装着する，あるいは朝，義足を装着する前に時間が取れる場合には弾性包帯を遠位部に巻いておくだけでも，義足の装着が容易になりソケットの適合度が増します．断端の不適合が著しく前述の調整で解決しない場合は，速やかにソケットの再製作を行う手続きを進めます．新たなソケットができるまでの期間は，使用する法制度によっても異なりますが，最低でも数週間は必要なため，早めに対処する

| 図 | **断端トラブルと対象例** |

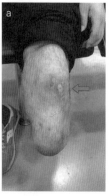
ソケット内での落ち込みによる膝蓋骨下縁の傷の例

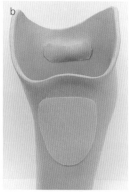
パッドでの調整例
（下腿義足のソフトインサート）

ことが大切です.

ライナーなどのインターフェースによるトラブルと対処法

シリコーン材料は人体への刺激が少ないとされていますが, なかにはアレルギー性の皮膚炎を起こす方もいます. 事前にパッチテストをして皮膚トラブルがないか確認をしてから使用することが大切です. また, ライナーは皮膚に密着させて長時間使用するので, 不衛生な状況になっていると感染性の皮膚炎のリスクが高まります. 劣化や汚損が著しい場合は, 定期的に新しいライナーと交換することが必要です.

その他のトラブルと対処法

- PTBカフバンドが緩くなることによってピストン運動が起こる場合は, バンドを適切な長さに調整します.
- 皮膚が乾燥することにより擦過傷ができやすくなっている場合は, 就寝前にワセリンなどを塗布して湿潤環境を保つことで傷ができにくくなります.
- 断端袋の劣化が著しく汗の吸収, クッション性が乏しい場合は, 新しいものに変えます.
- 疼痛の原因が神経腫, 骨棘など整形外科的判断が求められることもありますので医療機関の受診を勧める場合もあります.

トラブルを未然に防ぐ指導と素早い対応が大切

トラブルを回避するための情報提供, あるいは断端のマネジメント指導も医療従事者の役割として大切です. 糖尿病で体重の増減が大きい方には, 体重の記録をつけてもらい, HbA1cの値に注意を払った生活をしてもらうことも大切です. また, 断端の日内変動が著明な方には, ソケット内に入り込んで痛みが出そうな場合は, 追加するための調整用の断端袋を携行してもらいます.

安定して義足を履くための管理をきちんと行ってもトラブルは起きます. その場合は, 放置せず早めに担当の義肢装具士, 理学療法士, 主治医に連絡を取り, 相談するように伝えることで大きなトラブルを避けることができます.

大野祐介　鉄道弘済会 義肢装具サポートセンター

A

断端トラブルが生じた場合には, 迅速に主治医, 担当の義肢装具士, 理学療法士に相談し, 適切な対処を行います. また, トラブルが起きないように断端管理の指導を行うことが大切です.

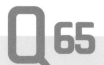

Q65

切断者が転倒する可能性が最も高いのは，歩行中のどのようなときですか

大腿切断者は歩行時の立脚初期になぜ膝折れ（膝継手）が起こりやすいのか

　大腿切断者は，失われた膝関節の機能を補うために，残存肢（切断側）の股関節伸展筋群を発揮させ，ソケットに力を伝達し，膝継手の膝折れを防止する必要があります（床反力ベクトルが膝軸前方を通る制御）．これが随意制御と呼ばれ，大腿切断者がリハビリテーション（リハ）初期に獲得しなければならない基本動作となります【図1，2】．この動作が獲得できない，もしくは不十分な場合，膝継手は急激に屈曲（膝折れ）し，転倒してしまうことになります．リハの初期に膝折れが起きる臨床的要因には，①残存肢（切断側股関節）での膝継手コントロール能力が不十分である【図1】，②膝継手軸が荷重線に対して前方に偏位している（不安定位），③切断側伸展筋群の発揮が不十分である，④義足ソケットの初期屈曲角度と切断側股関節可動域が不一致である（可動域が十分でもその可動域範囲の最終域まで筋出力が行えるかが重要），⑤非切断側の安定した単脚支持期から義足接地への移行ができていないなどが挙げられます．医療従事者が義足を評価するときに，第一に考えることは，身体的機能の向上には時間を要しますが，義足の調整は即座に行えるという点にあります．義足に身体を合わせるのではなく，義足をその切断者の身体に合わせていく視点が何よりも重要です．低活動の切断者〔(虚弱) 高齢者など〕であればあるほど，義足構成要素の歩み寄り〔義足の位置関係（アライメント）調整〕が重要となっていきます．膝折れのリスクが回避できない場合，または低活動切断者の場合には，膝継手の曲がらない固定膝を選択し，義足荷重

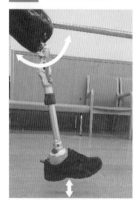

図1　大腿義足の遊脚期（地面から義足が離れている局面）における特徴

膝継手は基本的にブラブラな状態である．この状態で踵接地すれば，膝継手は曲がり転倒してしまう．それを防ぐためには残存肢（切断側股関節）にてソケットに力を伝え，膝継手をコントロールする必要がある．

※遊脚相は切断側股関節と膝継手からなる二重振り子運動となる．

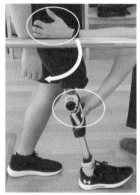

図2　立脚初期

理学療法士：骨盤が引けないよう，前方に誘導し，膝継手は屈曲しないよう伸展位を保持する．

切断者：膝折れが起きないように，矢印方向に切断側の股関節伸展筋群を強く発揮させ，膝折れを防止する．

※低活動切断者は膝が曲がらない固定膝継手も検討する．

と歩行を獲得していき徐々に成功体験を築いていく必要があります．膝折れの恐怖心から，活動範囲が狭小化していくことは防がねばなりません．それらの低活動切断者には，荷重促進が最も重要であり，習熟に多くの時間を割くことが多いからです【図2】．

大腿切断者は歩行時の立脚後期になぜ膝折れ(膝継手)が起こりやすいのか

大腿切断者は，立脚後期（切断側）において十分に股関節を伸展させ，前方に作られた支持脚（非切断側踵接地）へ受け渡し，体重を切断側の足部前方に移行し，切断側の円滑な遊脚期を形成（膝継手完全伸展位から膝継手屈曲へ移行）する必要があります．

立脚後期に円滑に遊脚期に移行できない，また膝折れが起きる臨床的要因には，①立脚後期から遊脚期に移行する際，体幹が過度に前傾する，②非切断側下肢の過度な股・膝関節屈曲，足関節背屈により重心を上方に転換できない，③前述の①②の肢位から遊脚期に移行してしまうため床面を足部が擦り膝折れを起こす場合が多くあります【図3】．義足構成要素では，④膝継手は多軸より単軸でひきずりやすい（トゥクリアランスの確保），⑤義足長が長い，⑥相対的に足部が過度に底屈位である（遊脚移行期），⑦膝軸が後方位にあり（過安定位），膝継手が屈曲してこないなどの身体的要素と義足構成要素が複合した要因が影響していることが多くみられます．

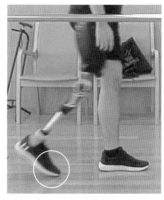

図3　立脚後期〜遊脚移行期

立脚後期の膝継手伸展位から，屈曲動作に切り替わる遊脚移行期（振り出し）は足部前方を擦り転倒しやすい．
※(凹凸路面，傾斜，段差など)路面環境が変わる場面では随時再評価を行う．

文献
1）高田治美（監修）：PT・OT ビジュアルテキスト義肢装具学，pp150-189，羊土社，2016.

岩下航大　鉄道弘済会 義肢装具サポートセンター

A

大腿切断者は立脚初期・立脚後期〜遊脚移行期に膝折れが生じ，転倒する可能性が高いです．しかし，それらは身体的要素と義足構成要素の両面からアプローチすることで回避できます．また低活動の切断者（(虚弱) 高齢者など）であればあるほど，第一に立ちやすく，そして安全な一歩を踏み出しやすい，身体への義足構成要素の歩み寄り（義足の位置関係の調整：アライメントと義足パーツ選択）が重要な視点となります．

IV　大切断と義足処方

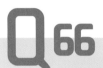

Q66

切断者の生活動作は切断部位によってどのように変わりますか

義足を装着している場合：車椅子からベッドまたはトイレへの移乗動作のポイント

ポイントは「離殿」→「立ち上がり」→「体幹・骨盤の向きの変換（回旋動作）」→「座位」にあります【図1】．その際に，下腿切断者が一連の移乗動作を義足装着下で行うことの貢献度（膝関節の屈伸動作と支持面拡大）は非常に高く，義足を装着していない状態よりも確実に安定した移乗動作を行うことができます．しかし，大腿切断者では，活動能力が低下している場合，大腿義足自体の重さや構造により一連動作を阻害（義足重量と義足が移乗の一連動作を阻害）する可能性があります．下腿切断者，大腿切断者ともに，移乗動作のどのポイ

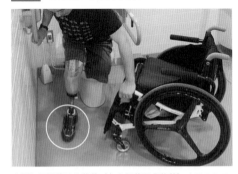

<table>
<tr><td>図1</td><td>トイレでの移乗動作．右下腿切断・左大腿切断の両側切断者</td></tr>
</table>

右側に下腿義足を装着（左大腿義足非装着）することで，便座から車椅子への一連の移乗動作「離殿」→「立ち上がり」→「体幹・骨盤の向きの変換（回旋動作）」→「座位」が円滑になる．

ントに難渋するかを評価し，義足装着でもその動作が円滑に行えるか否かを踏まえた介入が求められます．移乗動作は膝関節の残存が大きな差となって現れるADLとなります．

義足を装着していない場合：床↔車椅子への移乗のポイント

下腿切断者は切断側膝関節より遠位部を支持面として利用できます【図2】．下腿切断者が切断側膝関節より遠位部を支持面として利用できる動作として，片膝立ち，両膝立ち，両膝立ち歩き，横歩きが挙げられます．一方，大腿切断者は非切断側の下肢筋力や足関節背屈可動域が必要であり，上肢屈伸動作も最大限活用しなければなりません．また，直接床からの移乗動作が困難な場合は，昇降台を利用し，段階的に車椅子へ移乗していく必要があります．

夜間時のトイレの義足装着の有無と補助具の選択

夜間時のトイレまでの動線移動は，意識レベルが低いため低活動切断者の転倒リスクが高まる動作の一つといわれています．転倒のリスクを軽減するためには，基本的にはピックアップと義足装着にて（義足装着が容易に行える切断者では）トイレまでの動線移動するよう

に指導していきます．移動にリスクが伴う場合は，ポータブルトイレや尿瓶を使用します．居住空間を評価し，義足装着で行える動作の可否，補助具（ピックアップ移動できるスペースの有無），段差，手すりの有無，家族の補助を踏まえた上でのアプローチ方法を提案する必要があります．

靴を脱いで屋内で義足装着するとつま先立ち姿位になってしまう問題と対策

義足は，靴を履いた状態（踵の高さ）を想定した義足の位置関係（アライメント）で決定することが基本となります．そのため，屋内で義足装着し，靴を脱いだ場合は，靴の踵の高さ分がな

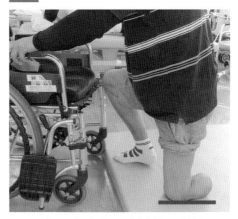

図2　義足非装着での床から車椅子への移乗

下腿切断者は切断側膝関節より遠位部前面を支持面として利用できる．
※断端末での荷重は禁忌となる．

くなるため，切断者は足部前方で荷重するような姿位（つま先立ち）になってしまいます．その状態を回避するためには，①常時履く靴と同様の踵の高さの室内履きを用意する，②屋内・外で履く靴は常に底面が平らなものにする（踵が高くないもの），③差高調整機能付き足部（自己にて底背屈調整可能）を選択する，以上の3つを考慮する必要があります．その位置関係（アライメント）を考慮せず，足部前方で荷重する歩行は，低活動切断者には下肢の負担の大きい効率の悪い歩容となり，段差や絨毯に足尖がひっかかり，転倒リスクを高めることにつながります．

文献
1) 梅澤慎吾・他：疾病性高齢者下肢切断と義足：最新事情と臨床実践（シンポジウム 下肢壊疽の最新治療）．臨床整形外科，**49**(1)：43-51，2014．
2) 梅澤慎吾，岩下航大：高齢者リハの問題点—「義足を着けない」「歩けない」原因の再考—．日本義肢装具学会誌，**32**(2)：102-109，2016．

岩下航大　鉄道弘済会 義肢装具サポートセンター

膝関節が残存する下腿切断と膝関節が残存しない大腿切断を大別して生活動作を考える必要があります．またその動作時に，義足を装着した状態で行うのか，非装着にて行うのかも合わせて考え，居住空間で義足がどのように貢献できるかを具体的に切断者へ提示し，徐々に成功体験を築いていくことが重要なポイントとなります．

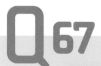

Q67

透析を行っている切断者の義足作製と
リハビリテーションのポイントは何ですか

透析切断者の義足装着の意義とリハビリテーション（リハ）における明確なゴール設定

　義足装着を前提としたリハでは，歩行獲得の達成率でその到達度を語られることが多いですが，義足はADLにおける起居動作（下腿義足：移乗・立ち座りなど）においても汎用性が高く，生活スタイルを劇的に進展させる可能性があります．また，義足装着により達成できる日常生活の可及的な自立は，全身状態・基礎体力の維持・向上につながり，家族の介助量と介護保険料負担を減らすという，個人の要望を越えた社会的価値を生み出すことを医療従事者は知っておく必要があります．しかし，透析切断者は基本的に週3回の透析による倦怠感，断端容量変化，腎性貧血などによる最大酸素摂取量低下，運動耐容能低下，易疲労を併発していることが多いのが現状です．そのため，リハのゴール設定は長期化しないよう，医学的リスク管理を行いながら，歩行の質のみにこだわるのではなく，生活様式と居住空間を考え，どこでどのように義足が活用されるかを具体的に提示し短期間で進めていく必要があります【図1】．また，在宅復帰後に継続的な義足装着を行うためにはケアマネジャーや他の医療従事者との連携は必須となります．義足経験のない方が多いため，義足装着の方法や対策，次の義足作り替えのタイミング，制度の運用手続きの申し送りをし，可能な限り医療従事者同士が「顔の見える関係」で構築していくことが望まれます．

義足採型のタイミングと義足作製

　透析治療では，除水（体内に貯留した水分を除去する）が行われるため，断端の容量変化を念頭においた義足ソケットの作製が求められます．義足作製を行うタイミングは，水分貯留が最

図1　透析切断者のリハビリテーション（仮義足＝治療用義足）

明確なゴール設定の共有	採型・チェックソケット作製・評価	地域連携
・時間的制約・運動耐容能低下を考慮し早急に義足作製 　→断端管理に時間をかけない ・居住空間を考慮した義足動作のゴール設定の共有（歩行の質のみにこだわらない） ・明確な目標 　→離殿・立ち座り・トイレ・ベッド移乗・その動線の補助具を利用した義足歩行など	・透析直前日の採型（断端容量の最大日に採型） ・チェックソケットによる一定期間の評価 ・透析の影響を考慮したソケット適合評価 　→透析直前・直後の装着後の評価・創傷の有無 　→装着方法の評価（シリコーン装着方法・容量変化に対する断端袋調整） ・良好であればチェックソケットから仮義足作製	・退院後の連携を図るため，ケアマネ・他の医療従事者に義足装着のノウハウの申し送り 　→創傷好発部位・対策 　→次の作り替えのタイミングや制度と手続き

図2	透析直後の断端

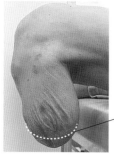

断端末から4cm
の周径

貯留していた水分が除水され断端部周径が小さくなり（約2～3cm），しぼみ・皺が顕著となった断端
・最大容量時の透析前の周径でシリコーンサイズは決定することが望ましい
・点線の断端末から4cm部位の周径でシリコーンライナーサイズを決定．1～2cm減のサイズとする

図3	透明な義足ソケット（チェックソケット）にて適合を確認

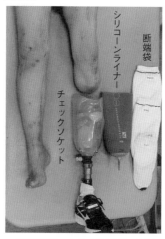

シリコーンライナー

断端袋

チェックソケット

・透析切断者の皮膚（汗腺萎縮・皮脂低下・乾燥）は外力に対して脆弱
・周径変化は断端袋にて対応する
・クッション性の高いライナーも検討（骨隆起部，創傷好発部位の保護）
・末梢神経障害，アミロイドーシスにより微細な装着動作ができない場合は，他の装着方法も検討する

大となる透析直前日に義足ソケットの採型を行うことが望まれます．断端容量が最小となる透析直後（除水後）に義足ソケットの採型を行うと，断端容量が最大となる透析直前には義足ソケットに対し断端が収まらない，もしくは無理に収納することで断端トラブルの原因（皮膚の脆弱性による損傷・創の癒合遅延）となる可能性が高くなります．また透析直前・直後で2～3cmの周径変動があるため【図2】，義足ソケット（チェックソケット→断端の適合・収納状態を可視化，透明な熱可塑性プラスチックを用いることで修正可能）【図3】を必ず作製し，周径の変動を一定期間評価し，適切な装着方法・義足ソケットの適合状態を十分に把握し，仮義足（治療用義足）の作製に移行する必要があります．時間的制約のなか，断端の成熟（断端管理に長期化）を待つと義足装着の時期が遅れて全身状態・基礎体力の低下が問題となるため，義足作製は早急に行うことが大切です．

文献
1) 梅澤慎吾，岩下航大：血管原性切断高齢者の義足リハビリテーション．日本フットケア学会雑誌，**12**(2)：61-70，2014.

岩下航大　鉄道弘済会 義肢装具サポートセンター

A

義足は切断者の生活を劇的に変え，活きた生活ツールになり得ます．そのためには時間的制約がある透析切断者の病態を考慮し，透析直前（最大周径）の早期採型と義足作製（チェックソケットによる透析前後の一定期間評価），装着・懸垂方法の選択，居住空間の「どこで義足を活かすか」を明確にしたゴール設定を行う必要があります．

索引

理学療法士のための
足病変知識Q&A　　　　　　　　　ISBN978-4-263-26656-4

2022 年 3 月 25 日　　第 1 版第 1 刷発行

　　　　　編　者　田　中　里　佳
　　　　　　　　　寺　門　厚　彦
　　　　　　　　　岩　下　航　大
　　　　　　　　　梅　澤　慎　吾
　　　　　　　　　榊　　　聡　子
　　　　　　　　　松　本　純　一
　　　　　発行者　白　石　泰　夫

　　　　発行所　**医歯薬出版株式会社**

　　〒113-8612　東京都文京区本駒込1-7-10
　　TEL.（03）5395-7628（編集）・7616（販売）
　　FAX.（03）5395-7609（編集）・8563（販売）
　　　　　　　　https://www.ishiyaku.co.jp/
　　　　　　郵便振替番号 00190-5-13816

乱丁，落丁の際はお取り替えいたします　　　印刷・あづま堂印刷／製本・皆川製本所